GERTRUD HIRSCHI

Mudras

GOLDMANN
Lesen erleben

Buch

Mudras, scherzhaft auch als »Fingerkraftwerke« bezeichnet, ermöglichen es, das Lebensschicksal buchstäblich in die eigenen Hände zu nehmen. Die geheimnisvollen Finger- und Handstellungen, deren Ursprung bis heute im Dunkeln liegt, üben eine heilende Wirkung auf Körper, Seele und Geist aus. Sie lassen sich ohne Aufwand fast überall im Sitzen, Liegen oder Stehen praktizieren. Die erfahrene Schweizer Yogalehrerin Gertrud Hirschi stellt in diesem Band eine Fülle von Mudras vor, die vor allem das eigene körperlich-seelische Wohlbefinden fördern, gesundheitliche Probleme angehen und innere Ruhe und Ausgeglichenheit bringen. Auf leicht verständliche Art erläutert sie Anwendungen und Wirkungsweisen der einzelnen Mudras und zeigt Möglichkeiten auf, sie mit Atemübungen, Affirmationen, Visualisierungen sowie Farben, Musik und speziellen Ernährungsweisen in ihrer Wirkung zu verstärken. Auch ermuntert sie den Leser, sich sein eigenes Programm an Handübungen zusammenzustellen.

Der Index zum Finden der richtigen Mudra verzeichnet alle Mudras dieses sowie auch des zweiten Mudra-Buches von Gertrud Hirschi (»Mudras – FingerYoga für Erfolg, Kreativität und Wohlbefinden«).

Autorin

Getrud Hirschi unterrichtet seit über 20 Jahren Yoga in ihrer eigenen Yogaschule in Zürich und gibt Seminare in der Schweiz und in Deutschland. Ausgehend von den traditionellen östlichen Heilweisen, bringt sie stets die neuesten medizinischen Erkenntnisse in ihre Arbeit ein. Ihre Bücher sind praktische Ratgeber, in denen sie theoretische Lehren auf kreative Weise in einfache Übungen umsetzt. Zu ihren wichtigsten Veröffentlichungen gehören: »Yoga für Seele, Geist und Körper«, »Innere Kräfte entdecken und nutzen« sowie »Lust auf Yoga« und »Sieben Wege, glücklicher zu werden«.

Von Getrud Hirschi sind bei Goldmann außerdem verfügbar:

Mudras – FingerYoga für Erfolg,
Kreativität und Wohlbefinden (21675)
Mantra-Praxis – Worte der Kraft für Gesundheit,
Erfolg und spirituelle Entwicklung (22002)

GERTRUD HIRSCHI

MUDRAS

FingerYoga für Gesundheit, Vitalität
und innere Ruhe

GOLDMANN

Die Originalausgabe erschien erstmals 1998 unter dem Titel
»Mudras. Yoga mit dem kleinen Finger«
im Verlag Hermann Bauer, Freiburg i. Br.

Mit 76 Illustrationen von Ito Joyoatmojo

MIX
Papier aus verantwortungsvollen Quellen
FSC® C014496
FSC
www.fsc.org

Verlagsgruppe Random House FSC-DEU-0100
Das für dieses Buch verwendete FSC®-zertifizierte Papier
Super Snowbright liefert Hellefoss AS, Hokksund, Norwegen.

9. Auflage
Neuausgabe Juni 2003

Umschlaggestaltung: Design Team München
Umschlagfoto: Tertia Ebert
WL · Herstellung: WM
Satz: Uhl + Massopust, Aalen
Druck und Bindung: GGP Media GmbH, Pößneck
Printed in Germany
ISBN 978-3-442-21661-1

www.goldmann-verlag.de

Inhalt

Dank

Arbeiten wie diese verwirklicht man niemals allein. Damit ich dieses Buch schreiben konnte, war ich auf viele Mitwirkende angewiesen. Wissen und Erkenntnisse über die Mudras zu erlangen, das war das eine; die Wirkung der Mudras zu erforschen, das andere. Es gebührt vielen Menschen Dank. Als ich mit den Forschungen begann, lernte ich innerhalb weniger Monate »per Zufall« Menschen kennen, die sich wissenschaftlich und/oder praktisch mit den Mudras auseinander setzten, sie schon seit Jahren mit Erfolg anwendeten und mir ihre Erkenntnisse großzügig zur Verwendung anboten. Auch einige meiner YogaschülerInnen testeten Mudras aus und bestätigten die Erkenntnisse. Allen, die mir beim Forschen und Testen der Mudras halfen, danke ich von ganzem Herzen. Kim da Silva danke ich herzlich, dass ich einige seiner Mudras, die mir persönlich schon geholfen haben, verwenden durfte. Weiter danke ich ihm für seine Anregungen und Ergänzungen. Elisabeth Steudler danke ich für die Kräutertipps. Ihr Wissen, ihre Begeisterung und Liebe zu den Pflanzen ließen mein Herz warm und weit werden. Weiter danke ich Ito Joyoatmojo, der über hundert Hände zeichnete. Großen Dank auch an Erika Schuler-Konietzny, die mit ihrer erfrischenden Art, ihrem Know-how und ihrer Herzlichkeit dem Manuskript den letzten Schliff gab.

Liebe Leserin, lieber Leser!

Werde, was du noch nicht bist.
Bleibe, was du jetzt schon bist.
In diesem Bleiben und Werden
liegt alles Schöne hier auf Erden.
Franz Grillparzer

Mit diesem Buch möchte ich Ihnen ein praktisches Hilfsmittel überreichen, das Ihnen und Ihren Lieben, auch Menschen die zur Zeit vielleicht ans Bett gebunden sind, hilft, kleinere und größere Beschwerden zu heilen oder sie zumindest erträglicher zu machen. Es ist mein viertes Buch – und Vier ist die Zahl der Ruhe, der Stabilität und der Ordnung. Deshalb wollte ich ursprünglich ein Buch über die Ruhe und Meditation in unsere laute Welt bringen. Im dritten Buch *Lust auf Yoga* habe ich bereits einige wenige Mudras, also spezielle Finger- oder Handstellungen, zur Vertiefung der Meditationen vorgestellt; und dann wurde ich vom Verlag gebeten, ein Buch nur über Mudras zu schreiben. Dieser Vorschlag kam nun meinem geplanten Vorhaben ganz gelegen, denn eine Mudra an sich verkörpert Ruhe – Stille – Frieden.

Ich wage zu behaupten, dass die meisten Krankheiten, ob nun auf der körperlichen oder seelisch-geistigen Ebene, aus einem Mangel an innerer und äußerer Ruhe oder/und einem Zuviel an Stress oder Sorgen entstehen. Da ich selbst die äußere wie auch die innere Unruhe nur zu gut kenne und mit Hilfe der Mudras einige Strategien dagegen entwickelt habe, kann ich mich heute in körperlicher und geistig-seelischer Hinsicht als gesund und glücklich bezeichnen. Der Einsatz der Mudras macht mir besonders Spaß, weil der Aufwand, den eine Mudra erfordert, gering ist. Man kann Mudras fast überall und immer praktizieren.

Trotz aller Unruhe, die oft unser Leben beherrscht, werden wir immer wieder zu Ruhezeiten gezwungen. Ruhezeiten sind meistens auch Wartezeiten. Wie gehen wir damit um? Wie sind wir gestimmt, wenn wir mit dem Auto im Stau festsitzen, wenn wir am Schalter in der Schlange stehen, wenn der Zug vor der Nase abfährt, wenn wir vor dem PC Däumchen drehen, wenn wir mit einer lästigen Grippe oder einem Knochenbruch im Bett liegen, wenn wir mit dem Essen auf unsere Lieben warten usw.? Dies können Zeiten des Ärgers, der inneren Zerrissenheit oder Frustration sein (früher habe ich Wartezeiten geradezu gehasst). Oder es können Zeiten der Regenerierung und inneren Einkehr sein.

Wartezeiten, die mir heute so ganz nebenbei von außen wie auch von innen aufgezwungen werden, sind mir sehr kostbar geworden. Es sind Zeiten des Innehaltens, die ich nutzen kann, um neue Einsichten zu gewinnen, neue Ausblicke zu schaffen oder neue Grundsätze zu fassen. Im Yoga werden die inneren Vorgänge und deren Wirkung wunderbar mit einem See verglichen. Im Alltagsgeschehen sind Denken und Gefühle immer in Bewegung, und diese Bewegungen können mit den Wellen eines Sees verglichen werden. Die Luft (Geist) bewegt das Wasser (Gemüt). Kommt Wind auf, dann entstehen Wellen. Schaut man ins unruhige Wasser, dann ist alles unklar, das eigene Gesicht und die Umgebung sind verzerrt, und die Sonne (Symbol für das Göttliche) ist von Wolken (unruhige und sorgenvolle Gedanken) bedeckt. Ist der See ruhig, dann sieht man auf den Grund, und alles, was sich darin spiegelt, ist klar und schön, und die Sonne ist wieder erkennbar.

Die besten Erfahrungen, wie ich zur inneren Ruhe kommen und den größten Nutzen aus diesen Augenblicken ziehen kann, mache ich durch den Einsatz der Mudras kombiniert mit *Atemübungen, Visualisationen und Affirmationen*. Darum nehmen diese Kombinationen in diesem Buch den größten Raum ein.

Da ich mich seit längerer Zeit auch mit Ernährung (damit kann ich Asthma und Allergien in Schach halten) und Kräuterheilkunde beschäftige und heute weiß, wie sehr unsere Gesundheit davon abhängt, habe ich diese beiden Gebiete als zusätzliche Ergänzung in diese Arbeit einfließen lassen. Die Ernährung möchte ich allerdings nicht zu doktrinär vorstellen (sie wirkt auch so), sondern als lustvolle Ergänzung, denn pro Tag ein feines Stücklein Schokolade mit einem Tässchen Espresso in Ehren kann auch mir niemand verwehren. (Siehe Anhang A) Was die Kräuterheilkunde anbelangt, verweise ich bei den meisten Mudras auf ein bis zwei Kräuter. Die Auswahl habe ich in Zusammenarbeit mit Lisbeth Steudler, einer versierten Drogistin, getroffen. Sie ist auf dem Gebiet der Kräuterheilkunde eine Kapazität und dass sie ihr Wissen auch in die Praxis umsetzt, ist daran zu erkennen, dass sie kerngesund und vital ist und 15 Jahre jünger aussieht. Auf die Beschreibung spezieller Teerezepte haben wir bewusst verzichtet, denn man kann die Kräuterpräparate auch in Form von Tinkturen, Dragees, Tropfen, Salben, Duftessenzen oder homöopathisch aufbereitet beziehen. Weiteres zu diesem Thema finden Sie im Anhang B.

Eine besondere Freude bereitet es mir, dieses Buch zu schreiben, weil es sich auch für Menschen eignet, die krank sind und das Bett hüten müssen; oder für Menschen, die nicht mehr die Kraft haben, die Körperübungen des Yoga zu praktizieren. Ich war vor Jahren einige Monate lang durch Asthma in einem derartigen Schwächezustand, dass ich schon beim Gedanken, eine Tasse heben zu müssen, in Tränen ausbrach. Ich weiß, was es heißt, körperlich und geistig-seelisch schwach zu sein. Viele körperliche Schmerzen und seelisches Leid wären mir erspart geblieben, wenn ich damals ein Buch dieser Art gekannt hätte. Durch solche Erfahrungen geprägt, ist es mir auch immer ein besonderes Anliegen, dass nicht nur der körperliche, sondern auch der seelisch-geistige Bereich angesprochen wird.

Wenn Sie vorerst etwas über die Hintergründe und über die Wirkungsweise der Mudras wissen möchten, dann lesen Sie hier weiter. Aber vielleicht interessiert Sie nur das Wie, Wo, Wann und Wieviel, dann lesen Sie ab Seite 18 weiter. Sie können das

Buch zuerst gründlich durchlesen, oder Sie lesen nur das Kapitel »Mudras für Körper, Geist und Seele« und wählen dann Ihre Mudra aus. Die einzelnen Mudras sind genau beschrieben, so dass Sie keine weiteren Kenntnisse benötigen. Suchen Sie eine bestimmte Mudra für einen bestimmten Zweck, z.B. gegen Kopfschmerzen, so suchen Sie im Stichwortverzeichnis diesen Begriff, und Sie finden dort dann auch die entsprechende Mudra.

Eines müssen Sie grundsätzlich bedenken: Auch wenn hier viel von Heilung gesprochen wird, dieses Buch ersetzt keinen Arzt. Machen Sie es doch wie ich: Klären Sie eine Krankheit beim Arzt ab, lassen Sie sich eine klare Diagnose stellen, und dann versuchen Sie es mit natürlichen Mitteln. Falls diese nicht wirken, dann sind stärkere Geschosse am Platz, die Ihnen der Arzt gerne verschreiben wird. Heute sind die meisten Ärzte bereit, mit einem mündigen Patienten zu verhandeln. Als ich vor zwei Jahren mit Kartoffelwickeln und Thymiandämpfen eine Lungenentzündung kurierte, war der Arzt zum Schluss an meinen Methoden sehr interessiert. »Ich gratuliere Ihnen zu Ihrem Heilerfolg. Aber wie viele sind heute noch bereit, freiwillig zu leiden, und haben die nötige Geduld?«, meinte er dazu.

Bei der Lektüre und beim Ausprobieren der vorgestellten Mudras und der unterstützenden Mittelchen aus der Apotheke Gottes wünsche ich Ihnen viel Spaß, Mut und Geduld. Ich bin sicher, Sie werden von den Ergebnissen begeistert sein.

Ihre

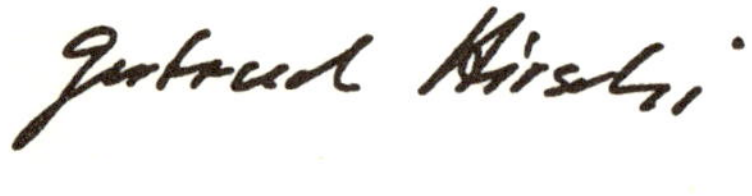

Was sind Mudras?

Was wir wissen, ist ein Tropfen,
Was wir nicht wissen, ein Ozean.
Isaac Newton

Mudra ist ein Begriff mit vielen Bedeutungen. Als Mudra wird eine Geste, eine mystische Stellung der Hände, ein Siegel oder auch ein Symbol bezeichnet. Es gibt aber auch Augenstellungen, Körperhaltungen und Atemtechniken, die als Mudras bezeichnet werden. Diese symbolischen Finger-, Augen- oder Körperhaltungen vermögen bestimmte Bewusstseinszustände oder -vorgänge bildhaft darzustellen. Umgekehrt können die bestimmten Haltungen auch zu den Bewusstseinszuständen führen, die sie symbolisieren. Was heißt das konkret? Wer beispielsweise oft und voller Inbrunst die Geste der Furchtlosigkeit macht, die bei der Darstellung indischer Gottheiten oft zu sehen ist, wird selbst mit der Zeit von seiner Furchtsamkeit befreit. Mudras sprechen also bestimmte Bereiche unseres Gehirns bzw. unserer Seele an und üben ihren entsprechenden Einfluss aus. Sie wirken aber auch auf der körperlichen Ebene. Wie das geschieht, erfahren Sie im Kapitel »Wodurch kommt die Wirkung der Mudras zustande?« Durch Krümmen, Kreuzen, Strecken oder Berühren der Finger mit anderen Fingern können wir also unseren Körper und unseren Geist wirksam ansprechen und beeinflussen. Ist das nicht wunderbar?

Im Hatha-Yoga[1] kennt man 25 Mudras, zu denen auch Augen- und Körperstellungen (Asanas) und -verschlüsse (Bandhas) gehören. In diesem Buch werde ich diese nur kurz strei-

[1] Die hochstehenden Ziffern beziehen sich auf die Anmerkungen, die ab Seite 226 zusammengefasst sind.

fen und mich hauptsächlich mit den Hand-Mudras befassen. Besonders im Kundalini-Yoga[2] werden Hand-Mudras während der Körperhaltungen eingesetzt, um deren Wirkung zu verstärken. Der Kundalini-Experte Lothar-Rüdiger Lütge sagt dazu: »Das Kundalini-Yoga geht hierbei davon aus, dass jeder Bereich der Hand eine Reflexzone für einen zugehörigen Teil des Körpers und des Gehirns bildet. In dieser Weise lassen sich die Hände als ein Spiegel für unseren Körper und unseren Geist betrachten.«[3]

Als ich letzthin über den Begriff »Mudra« meditierte, wurde mir besonders das Symbol des Siegels bewusst. Auch wir benutzen oft unbewusst eine Geste, um etwas zu besiegeln, z. B., um einem Beschluss ein besonderes Gewicht zu verleihen oder eine Vereinbarung mit einem Mitmenschen oder sogar mit dem kosmischen Bewusstsein zu treffen. Genauso können wir auch mit unseren inneren Kräften etwas besiegeln – wir können eine Abmachung mit uns selbst treffen. Ein Siegel birgt auch immer das Geheimnisvolle. Ich glaube nicht, dass wir die Essenz einer Mudra je ganz verstehen werden. Das Geheimnisvolle wiederum berührt auch immer das Göttliche – so schafft uns jede Mudra letztlich eine spezielle Verbindung zum kosmischen Bewusstsein (oder wie auch immer das Göttliche genannt werden kann). Der bekanntesten Hand-Mudra des Yoga, der Chin-Mudra, liegt speziell diese Symbolik zugrunde.

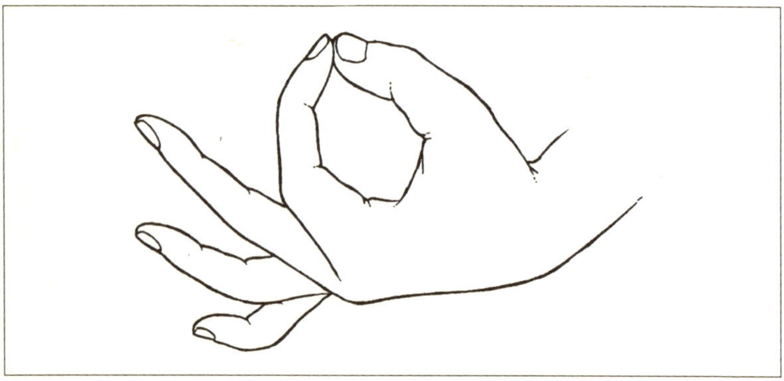

Der Daumen ist das Symbol für das kosmische (göttliche) und der Zeigefinger für das individuelle (menschliche) Bewusstsein. Das letzte bzw. das erste Ziel des Yoga ist die Einheit des Menschen mit dem kosmischen Bewusstsein. Mit dieser Geste drückt der Mensch diesen Wunsch – diese Sehnsucht aus. Interessanterweise gehören diese beiden Finger in der chinesischen Fünf-Elementenlehre (siehe dazu Anhang C) dem Element Metall an, und Metall ist das Material, das am besten leitet – Energien leitet. Nach dieser Lehre stellt das Element Metall auch die Verbindung mit dem Kosmischen her. In diesem Element wohnen auch Inspiration und Intuition. Der Zeigefinger steht für Inspiration (Energie von außen) und der Daumen für Intuition (innere Energie). Bei dieser Geste bilden Intuition und Inspiration eine geschlossene Einheit, die Kraft des Mikro- und Makrokosmos sind verbunden und befruchten sich gegenseitig.

Wir sehen, wenn wir bei den alten Lehren nur lange genug in die Tiefe graben – oder weit genug in die Höhe steigen –, trifft man sich am Ende wieder.

Ursprung der Mudras

Das Leben kann nur in der Schau
nach rückwärts verstanden
und in der Schau nach vorwärts
gelebt werden.

Sören Kierkegaard

Der Ursprung der Mudras liegt im Dunkeln. Mudras gibt es nicht nur in Asien – wie viele meinen –, sondern auf der ganzen Welt. Sicher kannten schon unsere Urahnen bei ihren Ritualen bestimmte Gesten, mit denen sie das, was sie dachten und sagten, unterstreichen und besiegeln wollten. Bei der Christianisierung der nordischen Völker wurden viele Gesten vorerst verboten, z. B. das Anrufen der Götter mit erhobenen Armen. Später wurden diese Gesten zum Teil wieder in die christliche Lehre integriert. Betrachten wir einmal die verschiedenen Gesten, die ein Priester macht, wenn er die Messe liest, dann können wir vielleicht erahnen, wie sich die alten Völker ausgedrückt haben. Aber auch unser Alltag ist geprägt von Gesten, deren Ursprung kaum noch jemand kennt: jemandem den Daumen drücken, zum Applaus in die Hände klatschen, der Handschlag, jemandem die Hand drücken, die Faust machen oder den Vogel zeigen usw.

In Indien sind Mudras ein fester Bestandteil aller religiösen Handlungen. Von großer Bedeutung sind die verschiedenen Mudras und Hastas (Armposen) bei den Darstellungen hinduistischer Götter. Hier stellen sie neben den Körperhaltungen und Attributen auch die Erkennungsmerkmale der verschiedenen Götter dar. In der mystischen Handpose sieht der Betende eine besondere Macht, Fähigkeit und Charakterstärke seiner verehrten Gottheit. Die bekanntesten Mudras der Hauptgötter Brahma (Schöpfer), Vishnu (Erhalter) und Shiva (Zerstörer) sind: Nr. 41, 42, 43, 46, 47, 48.

Genauso bekannt sind Mudras im indischen Tanz, bei dem ohne Worte mit Händen, Augen und Körperbewegungen ganze Dramen gespielt bzw. getanzt werden. Die Mudra-Spezialistin Ingrid Ramm-Bonwitt beschreibt das mit wunderschönen Worten: »Die Hände sind die Träger wichtiger Symbole, die im Orient noch heute universell verstanden werden. Mit seinen Händen drückt der indische Tänzer das Leben des gesamten Universums aus. Die reiche Symbolik der tänzerischen Gestensprache gewinnt durch ihre Vielzahl von Deutungsmöglichkeiten eine größere Bedeutung für den Geist, als es das Wort vermag ... Die spirituelle Bedeutung der Mudras fand ihren vollkommenen Ausdruck in der indischen Kunst. Die in der hinduistischen und buddhistischen Kunst dargestellten Gesten der Gottheiten ... symbolisieren ihre Funktionen oder rufen bestimmte mythologische Begebenheiten wach.«[4]

Mudras werden auch bei den Ritualen des Tantrismus[5] praktiziert. Hier umwirbt der Gläubige liebevoll seine angebetete Gottheit mit dem Ziel, diese mit ihren besonderen Eigenschaften in sich selbst zu realisieren.

Auch im Buddhismus spielen Mudras eine große Rolle, und in allen Ländern, in denen sich der Buddhismus verbreitet hat, kennt man unzählige Mudras. Bei den bildlichen Darstellungen des Gautama Buddha sind sechs Mudras besonders bekannt, die mit seiner Lehre und seinem Leben in engstem Zusammenhang stehen (Nr. 41, 43, 46, 47, 48 und 49).

Wie schon erwähnt, kennt auch der Hatha-Yoga die Mudras. Die Yogis wussten schon lange, wie sich die vielen Gemütszustände wie Trauer, Freude, Wut, Gelassenheit usw. in den Gesten und der Körperhaltung ausdrücken und dass umgekehrt durch bestimmte Gesten die Psyche positiv beeinflusst werden kann.

Wie wir sehen, verliert sich die Herkunft der Mudras im Dunkel der Zeiten – auch hier finden wir das Unfassbare und Geheimnisvolle wieder.

Wie, wo und wann werden Mudras praktiziert?

Warten und Hoffen sind zwei Grundpfeiler der menschlichen Weisheit.
Francesco Domenico Guerrazzi

Wie werden Mudras geübt?

Ganz einfach: Formen Sie Ihre Hand, und platzieren Sie die Finger, so wie es auf der jeweiligen Abbildung dargestellt wird. **Der Druck der Finger ist dabei ganz leicht und fein, und die Hände sind entspannt.** Vielleicht merken Sie aber, dass das bei einigen Mudras gar nicht so einfach geht: Die Finger sind störrisch, zu unbeweglich, die Hände rutschen wieder weg oder ermüden schnell. Die Beweglichkeit der Hände hat einen direkten Bezug zur Beweglichkeit des ganzen Körpers. Sind wir an einer bestimmten Stelle im Körper verspannt, äußert sich diese Spannung an entsprechender Stelle in den Händen. Sogar das Alter eines Menschen kann anhand der gespreizten Finger bestimmt werden – behaupten jedenfalls chinesische Heilkundige. Mein Körper und meine Hände sind durch die vielen Jahre Yogapraxis sehr beweglich geworden, aber ausgerechnet die eine Mudra gegen Rückenschmerzen, die ich am nötigsten habe, kann ich nur mit der einen Hand machen, weil ich mit der anderen die Finger in Position halten muss. Vielleicht ist es auch Ihnen bei einigen Mudras vorerst gar nicht möglich, sie wie beschrieben mit beiden Händen zu machen, weil Sie mit der einen Hand die Finger der anderen zurechtlegen und halten müssen. Dann machen Sie diese vorerst nur mit der einen Hand. Falls sich die Finger, die eigentlich gestreckt sein sollten, von selbst wieder krümmen, drücken Sie diese einfach auf Ihre Oberschenkel oder auf eine andere Auflagestelle. Mit der Zeit löst sich die Verspannung in den Fingern bzw. in der Hand auf und somit auch an der entsprechenden Stelle im Körper.

Machen Sie die Mudra so gut es geht, und die Wirkung wird sich auf jeden Fall einstellen. Es mag Sie auch vorerst einige Kraft kosten, die Finger gestreckt zu halten. Wenn die Finger ermüden, geben Sie nach. Ich bin sicher, mit der Zeit werden Sie mehr Kraft in den Händen haben, beweglicher sein und beide Hände einsetzen können. Sie werden sich auch allgemein frischer, insgesamt beweglicher und vielleicht sogar etwas jünger fühlen.

Auch wenn Sie beweglicher und stärker geworden sind, gehen Sie mit den Fingern immer behutsam und liebevoll um. Eine Mudra, egal wofür sie eingesetzt wird, soll nicht nur eine heilsame, sondern auch eine heilige Geste sein.

Mudras können im Sitzen, im Liegen, im Stehen und im Gehen eingenommen werden. Geben Sie Acht, dass Ihre Körperhaltung symmetrisch und zentriert ist und dass Sie so entspannt und locker wie möglich sind. Wenn Sie dabei auf einem Stuhl sitzen, sollte Ihr Rücken gerade aufgerichtet sein, und die Füße sollten guten Bodenkontakt haben. Wenn Sie dabei liegen, ist natürlich die Rückenlage am geeignetsten. Bei längerem Liegen schieben Sie sich zur Entlastung des Nackens ein kleines Kissen unter den Hinterkopf oder zur Entlastung des Rückens ein Polster unter die Kniekehlen oder Oberschenkel. Wichtig ist, dass Sie locker und entspannt sind, denn jede Verspannung behindert auch die inneren Energieströme, und mit den Mudras wollen wir etwas neu zum Fließen bringen. Wenn Sie dabei **gehen**, dann sollten Sie einen gleichmäßigen, ruhigen und rhythmischen Gang haben. Wenn Sie dabei **stehen**, sind die Beine hüftbreit auseinander gestellt. Die Knie sind locker, und die Füße zeigen mit den Spitzen nach vorn.

Wenn Sie etwas mehr Zeit haben, können Sie die Mudra selbstverständlich auch im Meditationssitz machen – sie kann somit zu einer längerer Meditation ausgedehnt werden. Dabei sollten Sie die folgenden Grundsätze zur Technik der Meditation berücksichtigen:

- Sie sitzen mit aufgerichtetem Becken und aufrechter Wirbelsäule auf einem stabilen Polster. Beide Knie sind flach auf dem Boden oder auf gleicher Höhe (wenn nötig, das untere Knie mit Polster unterstützen, bis es auf gleicher Höhe wie das andere ist).
- Die Hände liegen locker auf den Oberschenkeln.
- Die Schultern fallen locker nach hinten und unten, die Brust ist offen und frei.
- Das Kinn ist etwas zurückgezogen, und der Nacken ist lang und locker.
- Der Atem ist gleichmäßig, langsam, fließend und fein.
- Beenden Sie die Meditation nie unvermittelt, sondern immer mit einem kräftigen Recken und Strecken.

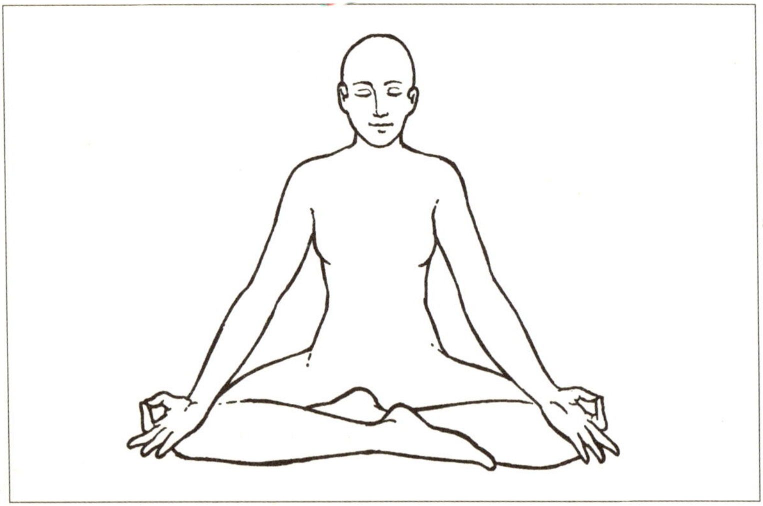

Sie können auch eine Mudra machen und dabei an etwas anderes denken. Aber ich habe festgestellt, dass es die Wirkung beschleunigt und verstärkt, wenn man dabei eine meditative Haltung einnimmt, in die Hände spürt und den Atem beobachtet. Die Beobachtung des normalen Atemflusses oder die Beeinflussung bzw. Lenkung des Atems ist eine ganz wichtige Unterstützung. Wie das funktioniert, erfahren Sie bei den einzelnen Mudras. Und damit es nie zur Routine wird, können entsprechende Visualisationen und Affirmationen eingesetzt werden. Auch diese verstärken die Wirkung der Mudras. Es gibt Übungen, da weiß ich gar nicht mehr so sicher, was am meisten wirkt, die Mudra, die Atemtechnik, das visualisierte Bild oder das gesprochene Wort. Aber was soll's – es erfüllt seinen Zweck – es tut mir gut – es macht mich glücklich – das ist genug!

Wo und wann können Sie Mudras üben?

Mudras können Sie eigentlich zu jeder Zeit und an jedem Ort üben. Moderne Autoren vertreten die Meinung, Mudras könnten z. B. auch im Stau, vor dem Fernseher oder wenn man auf jemanden oder etwas wartet geübt werden. Diese Ansicht vertrete ich allerdings nicht ganz. Das hat folgende Gründe: Mudras sollten in einer meditativen, ausgeglichenen Stimmung geübt werden. Wer gibt mir die Gewähr, dass Sie sich im Stau nicht stressen und grün und blau ärgern, weil Sie nicht vorwärts kommen; oder dass Sie vor dem Fernseher sitzen, weil Sie sich gerade bei einem knallharten Krimi oder bei einer heftigen Debatte über die Steuern »entspannen«?

Ich lade Sie zu einem interessanten Test ein: Legen Sie Daumen- und Zeigefingerspitze aneinander, und denken Sie dabei einige Minuten an etwas Wunderschönes (Naturerlebnis, Sieg beim Sport, Sex usw.) – egal was, etwas, das Sie auf rosaroten Wolken schweben lässt. Nun versuchen Sie die Energie, die vom Zeigefinger in den Damen strömt, zu spüren. Fertig! Nun machen Sie nochmals dasselbe, aber jetzt stellen Sie sich etwas

Tieftrauriges vor. Spüren Sie wieder die Energie der Finger. Merken Sie einen Unterschied? Sie haben sicher festgestellt, wie dumpf beim zweiten Mal die Energie floss.

Dieses kleine Experiment zeigt mir, wie wichtig es ist, Mudras in einer guten Stimmung und Atmosphäre zu üben. Unsere Gefühle und Gedanken beeinflussen unsere Energiefelder und den Energiefluss in negativer oder positiver Weise, auch wenn wir das gar nicht bemerken. Damit ist nicht zu spaßen. Mit den Mudras wollen wir, wie ich später erklären werde, diese Energiefelder im positiven Sinn ansprechen, darum ist der Grundtonus unserer momentanen Stimmung und Situation so wichtig. Es gibt allerdings auch Mudras und Atemtechniken für Gelassenheit, Geduld und Gleichmut. Diese können eingesetzt werden, um zunächst in die richtige Stimmung zu kommen. So können wir z.B. im Stau, beim Schlangestehen oder im Zug zuerst zur Ruhe kommen und dann mit dem Praktizieren der eigentlichen Mudra beginnen.

Beim Halten einer Mudra während des Fernsehens oder Radiohörens sollte noch etwas weiteres beachtet werden: Die Zeit, die wir für eine Mudra aufbringen, sollte immer auch eine Zeit der inneren Einkehr sein. Dazu sind Fernseher und Radio kaum geeignet; es sei denn, sie strahlen eine spezielle Sendung oder Musik aus, die vielmehr beruhigt, statt nervös macht. Wenn wir unsere Tage so verplant haben, dass wir keine ruhigen drei Minuten haben, wenn wir uns von morgens, kaum sind wir aufgewacht, bis abends, wenn wir einschlafen, von Radio oder Fernseher berieseln lassen, dann haben auch Mudras tatsächlich keinen Platz in unserem Leben.

Mudras können wir wirklich fast überall und immer üben, aber erst, wenn wir uns auch immer und überall in uns selbst zurückziehen können. Das ist gar nicht so schwer und kann, wie alles andere, erlernt werden. Es geht um unsere Gesundheit – wir brauchen jeden Tag zwischendurch einige stille Minuten. Es kommt auch gar nicht auf die Länge der Zeit an, sondern auf die Qualität der Stille. Diese stillen Augenblicke können für uns die kostbarsten werden; und wie das Salz im Teig dem Brot erst den guten Geschmack gibt, so gibt erst die Stille unserem Leben die richtige Würze.

Eine gute Zeit, Mudras zu praktizieren, ist einige Minuten vor dem Aufstehen und einige Minuten vor dem Einschlafen, vor oder nach dem Essen, wenn Sie zu Fuß sind (man sollte jeden Tag einige Schritte gehen – auch das kann eingeplant werden), in einem öffentlichen Verkehrsmittel oder in den Arbeitspausen.

Es sollten allerdings nicht mehrere Mudras wahllos nacheinander ausprobiert werden. Wählen Sie nur eine bis drei aus. Praktizieren Sie diese nach einem bestimmten Zeitplan, wann, wie lange und wie oft Sie diese pro Tag machen wollen. Oder Sie nehmen sich vor, die üblichen und unvorhergesehenen Wartezeiten damit auszufüllen. Üben Sie nur diese wenigen Mudras während der nächsten Tage. Die Wirkung kann sofort erfolgen, besonders bei akuten Beschwerden oder bei Stimmungsschwankungen. Aber es kann auch sein, dass erst nach ein paar Tagen die erhoffte Wirkung eintritt. Bei chronischen Beschwerden dauert es meistens einige Wochen oder gar Monate, bis eine Besserung erfolgt. Da hilft nur Geduld, die sich aber immer lohnt, weil neben der erhofften Heilung viele neue Erkenntnisse gewonnen und wunderbare Augenblicke erlebt werden können. Wir sollten auch wissen, dass wenn sich in uns etwas ändert, sich auch unser Umfeld entsprechend ändert. Jede Heilung in uns bringt auch Heilung in unsere Welt. Eine Krankheit in unserem Körper ist immer auch verbunden mit krank machenden Gedanken und Gefühlen. Es braucht seine Zeit, bis Heilung auf jeder Ebene eintritt. Lassen Sie sich also Zeit üben Sie voller Inbrunst, und bleiben Sie ganz gelassen und zuversichtlich dabei, dann sind die Heilungschancen am größten.

Wie lange wird eine Mudra gehalten?

Über die Zeitdauer sind sich die großen Meister nicht einig. Der indische Mudra-Forscher, Keshav Dev[6], empfiehlt, eine Mudra pro Tag 45 Minuten zu halten; dann könnten auch chronische Beschwerden beseitigt werden. Diese 45 Minuten könne man, falls es nicht anders möglich ist, in drei Zeiteinheiten à 15 Minuten einteilen. Der Kinesiologe Kim da Silva, der die Wirkung der Mudras über längere Zeit hinweg austestete, empfiehlt für jede Mudra eine individuelle, genau abgestimmte Haltungsdauer. Wenn man eine Mudra zur Unterstützung einer Therapie oder zur Heilung einer *chronischen* Beschwerde einsetzt, dann ist es meiner Meinung nach von Vorteil, wenn sie wie ein Medikament jeden Tag regelmäßig zur gleichen Zeit und gleich lang eingesetzt wird.

Mudras, die bei akuten Beschwerden eingesetzt werden, beispielsweise bei Atem- und Kreislaufproblemen, Blähungen, Erschöpfung, innerer Unruhe, beendet man, wenn die Wirkung eintritt. Andere praktiziert man 3 bis 30 Minuten, 2- bis 4-mal pro Tag. Ideal ist der Einsatz einer Stoppuhr. Die Zeitangaben, die ich den einzelnen Mudras zugeordnet habe, sollen eine Orientierungshilfe, aber kein Dogma sein. Sie werden auch merken, dass Ihre Hände, besonders aber die Finger, immer sensibler werden und dass sie mit etwas Training viel schneller auf die Mudras ansprechen. Wenn Sie zu Beginn für eine Mudra 5 Minuten brauchen, bis Sie die Wirkung spüren, so brauchen Sie mit der Zeit dazu nur noch 10 Atemzüge. Das sind wunderbare Erlebnisse! Sind Sie allerdings ans Bett gebunden, dann haben Sie und lassen Sie sich wirklich genug Zeit. Lassen Sie auch die Visualisationen und Affirmationen noch lange in sich nachwirken. So können Sie auch diese Zeit zum Guten nutzen zur Heilung von Körper, Geist und Seele.

Die Wirkung einer Mudra kann sofort oder nach einer gewissen Zeit wahrgenommen werden; es wird Ihnen warm, Unwohlsein oder Schmerzen vergehen, die Stimmung hebt sich, der Geist wird frisch. Aber es kann vorerst auch das Gegenteil passieren: Sie werden müde, oder es wird Ihnen kalt, und Sie frösteln. Auch das ist ein positives Zeichen der Wirkung.

Atmung, Visualisationen und Affirmationen zur Verstärkung der Mudras

Die Dinge sind nie so, wie sie sind. Sie sind immer das, was man aus ihnen macht.
Jean Anouilh

Atmung

Mit dem Atem kann die Wirkung einer Mudra immens verstärkt werden. Darum ist es ganz wichtig zu wissen, was der Atem bewirkt. Wenn Sie die folgenden Grundsätze verstehen, dann können Sie selbst die Wirkung einer Mudra Ihren Bedürfnissen entsprechend beeinflussen.

- Achten Sie auf eine symmetrische Körperhaltung, und halten Sie die Arme einige Zentimeter vom Körper weg. Allein schon diese Haltung bringt inneres Gleichgewicht und reguliert die Tätigkeit des Nervensystems und der Hormondrüsen.
- Während eines tiefen Ausatmens geben wir außer Kohlendioxid auch auf der feinstofflichen Ebene verbrauchte Energie ab. Atmen Sie deshalb zu Beginn einer Mudra immer einige Male kräftig aus. Schaffen Sie dem, was Sie wollen, Platz.
- **Verlängern Sie immer die kleine Pause nach der Einatmung und nach der Ausatmung um einige Sekunden.** Das ist das Wichtigste beim Atemvorgang. In diesen Pausen werden die inneren Kräfte aufgebaut, und zwar auf jeder Ebene.
- Wenn Sie eine Mudra zur *Beruhigung* praktizieren, dann *verlangsamen Sie die Ausatmung.*
- Wenn Sie eine Mudra zur *Erfrischung* praktizieren, dann *verstärken Sie die Einatmung.*
- Die Qualität des Atems ist optimal, wenn **er langsam, tief, rhythmisch, fließend und fein** ist.

Zu Beginn einer Mudra-Meditation atmen Sie einige Male kräftig aus und lassen dann den Atem tiefer und langsamer werden.

Sie haben nun drei Möglichkeiten.

Erstens: Sie spüren dabei in die Hände bzw. die Finger und nehmen still den sanften Druck dort wahr, wo sie sich berühren.

Zweitens: Sie können während der Einatmung die Fingerspitzen etwas mehr zusammendrücken und während der Ausatmung den Druck wieder loslassen.

Drittens: Sie können umgekehrt, während Sie ausatmen, etwas mehr Druck geben, und, während Sie einatmen, den Druck loslassen.

Jede Variante hat ihre besondere Wirkung. Die erste zentriert, bringt inneres Gleichgewicht und baut Kräfte allgemein auf. Die zweite stärkt den Willen und erfrischt, die dritte beruhigt und entspannt. Probieren Sie diese Varianten aus, und spüren Sie den Unterschied selbst! Es ist möglich, dass Sie die Wirkung nicht sofort spüren, aber es wirkt trotzdem.

Wenn Sie Ihren optimalen Atemrhythmus und Ihre optimale Atemtiefe gefunden und einige Minuten beobachtet haben, können Sie mit den Visualisationen und Affirmationen bzw. Bejahungen beginnen. Diese inneren Bilder und auch die Bejahungen sind nicht zwingend. Vielleicht möchten Sie lieber bei der Achtsamkeit des Atems bleiben, dann tun Sie das. Die Visualisationen und Affirmationen sind ein zusätzliches Angebot und können die Wirkung einer Mudra vertiefen.

Visualisationen

Unsere äußeren Lebensumstände gestalten sich meistens nach unseren »Einbildungen«, nach dem, was wir uns innerlich vorstellen. Wir haben also die Möglichkeit, unsere inneren Bilder so zu gestalten, dass uns das Leben Spaß macht, dass wir Erfolg in unserer Arbeit haben und unsere Beziehungen auf einer liebevollen und verständnisvollen Ebene beruhen. Von größter Wichtigkeit ist, dass wir zu unseren kreierten Bildern auch einen unerschütterlichen **Glauben** entwickeln und voller **Inbrunst** und **Gelassenheit** sind. Schaffen wir uns zuerst kleine Erfolgserlebnisse, denn was im Kleinen funktioniert, das gelingt auch im Großen. Diese Zuversicht können wir langsam auf- und weiterbauen. Stellen Sie sich doch einmal vor, was wohl passieren würde, wenn sich viele Menschen eine schöne Welt mit reicher Flora, zufriedenen Tieren und glücklichen Menschen vorstellen würden und festen Glaubens wären, dass das möglich ist. Machen Sie mit – dann sind wir schon zu zweit!

Affirmationen

Einmal klar aussprechen, was wir nicht wollen und klar unsere Wünsche und Bedürfnisse formulieren, das kann schon der Anfang einer neuen Ordnung im Leben sein. Schon seit vielen Jahren arbeite ich mit Affirmationen – manchmal mehr, manchmal weniger. Ich staune immer wieder über die verblüffende Wirkung. Zum Beispiel: Eines Tages war mein Kätzchen verschwunden. Ich sagte den ganzen Tag immer wieder den Satz: »Mit göttlicher Kraft und Macht finde ich mein Kätzchen wieder«, und gegen Abend **wusste** ich einfach, wo mein Kätzchen war. Die Frau war ganz verdutzt, als ich behauptete, meine Katze sei in ihrer Garage – aber es stimmte. Es ist so einfach, und manche finden es sogar etwas naiv. Aber gerade das Einfache und Naive hat meistens die größte Wirkungskraft.

Bei den Bejahungen gilt das gleiche Prinzip wie bei den Visualisationen. **Sprechen Sie diese voller Glaube, Inbrunst und Gelassenheit.** Sie können sie 1- bis 3-mal vor, während oder nach der Meditation sprechen. Sie können auch tagsüber einen Augenblick innehalten und leise oder laut Ihre Bejahung sprechen. Machen wir von dieser wunderbaren Möglichkeit Gebrauch und reden wir uns das ein, was wir wirklich wollen, was gut für uns ist.

Wenn Sie Hartnäckiges loswerden wollen, kann auch eine »Verneinung« weiterhelfen. Dann sprechen Sie zu Beginn, wenn Sie kräftig ausatmen, beispielsweise: »Dieser Hass (oder Groll, Schuldgefühl, Schmerz, Angst, Lust zu rauchen usw.) verschwindet sofort und löst sich auf.«

Mudras und Musik

Der Geist gibt den Ton an, und die Seele spielt die Melodie.

In manchen Kliniken und Rehabilitationszentren gehört heute der Einsatz von Musik zur alltäglichen Therapie. Mit wissenschaftlichen Tests wurde die heilende Wirkung der Musik nachgewiesen. Aber auch Gesunden, die hin und wieder von Schwächen oder körperlicher Disharmonie heimgesucht werden, tut Musik gut. Da in der Therapie die Dauer der Musikstücke zwischen 3 und 12 Minuten liegt und diese Zeit auch der Haltedauer einer Mudra entspricht, ist es nahe liegend, dass sich Mudras und Musik wunderbar gegenseitig beeinflussen können. Viele Beschwerden entstehen durch erhöhte Spannungszustände im körperlichen und geistig-seelischen Bereich. Viele Kompositionen wirken beruhigend, entspannend oder führen sogar in die Tiefenentspannung. Viele Belastungen, welche die Umwelt verursacht, führen zu akuten oder chronischen Erschöpfungszuständen. Auch diese können mit Musik günstig beeinflusst werden.

Wenn Sie die folgenden Punkte beachten, können Sie die größtmögliche Wirkung erzielen:

- den eigenen Musikgeschmack berücksichtigen;
- die Spieldauer festsetzen;
- mindestens 3 Tage lang zur gleichen Zeit das gleiche Stück hören;
- bewusst hinhören und jeden aufkommenden Gedanken sofort wieder loslassen.

Welche Musikstücke eignen sich am besten? Helen Bonny, die GIM (Guided Imagery Music; dt.: gelenkte Imaginationsmusik) entwickelt hat, schreibt dazu: »Sedierende und entspannende Musik orientiert sich am menschlichen Herzen, am ruhigen relaxten Puls. Sedierende Musik ist insgesamt deutlich ruhiger und harmonischer, mit leichten fließenden Melodien. Man muss nicht gleich einschlafen dabei, aber diese Musik fördert gezielt Gefühle wie innere Ruhe, Entspannung und Zufriedenheit ...«[7]

Nach Ansicht der GIM-Trainer ist klassische Musik zur Heilung und Entspannung besonders geeignet, und Solokonzerte wirken stärker als Symphonien. Eine besondere Kraft liegt in den langsamen Sätzen wie Andante, Adagio und Largo. Für den Entspannungseffekt steht an der Spitze der geeigneten Instrumente die Oboe, dann folgen das Klavier, das Cello, die Violine, die Klarinette und die Orgel. Gesang ist weniger zur Entspannung geeignet. Die folgenden Tonarten sind am wirksamsten: C-Dur, D-Dur, B-Dur, F-Dur. Zusammenfassend kann gesagt werden, dass sich viel niedrige und wenig hohe Frequenzen zur tiefen Entspannung und hochfrequente, »luftige« Musik sich eher für eine leichte, erhebende Stimmung eignen. Mit diesen Angaben können Sie nun selbst eine passende und individuelle Musikapotheke zusammenstellen.

Es lohnt sich, herauszufinden, auf welche Musik Sie besonders ansprechen, und sich Ihrer eigenen Individualität bewusst zu werden. Es gibt beispielsweise Entspannungsmusik, die bei mir genau das Gegenteil bewirkt, mich nervt oder sogar aggressiv macht.

Ganz nebenbei: Will die Hausarbeit einmal nicht flott von der Hand, da kann zackige Marsch- oder heiße Rockmusik oder Techno frischen Schwung in die leidige Angelegenheit bringen.

Mudras und Farben

Wir können die Gegenwart durch
düstere Nebelschleier oder durch die Farben
des Regenbogens betrachten,
dem entsprechend werden wir sie erleben.

Auch die Farben beeinflussen uns und unser Leben auf jeder Ebene. In der Farbtherapie werden verschiedene Farbtöne gezielt zur Regeneration von Organen und Drüsen, zur Aktivierung der Ausscheidung, der Atmung, des Kreislaufs usw. eingesetzt. Farben beeinflussen auch unsere Gemütslage und jede geistige Tätigkeit.

- **Rot** regt den Kreislauf an, macht wach, wärmt und entspannt, kann aber auch aggressiv machen.
- **Orange** hebt die Stimmung, bringt Leichtigkeit, regt die Sexualität an, kann aber auch oberflächlich machen.
- **Gelb** regt die Verdauung an, macht geistig frisch und lässt das Leben in hellem Licht erscheinen, kann aber auch aufdringlich sein.
- **Grün** beruhigt allgemein, regeneriert jede Ebene und schenkt die Lust, Neues zu beginnen.
- **Blau** beruhigt ebenfalls, aber diese Ruhe geht tiefer und vermittelt ein Gefühl der Geborgenheit. Blau vermittelt auch Schutz, und in dieser Farbe ist auch die stille Sehnsucht nach dem Unfassbaren.
- **Violett** ist die Farbe der Wandelbarkeit, der Veränderung und der Spiritualität.
- **Braun** ist die Farbe der Stabilität und der Erdverbundenheit. Ein Zuviel kann aber zur Stagnation führen.
- **Weiß** ist die Farbe, die das ganze Spektrum der anderen Farben in sich trägt und sowohl Geburt als auch Tod in sich birgt.

- **Schwarz** ist die Farbe des Schutzes, des Kräftesammelns, des Rückzugs und der Leere, die aber schon die Fülle in sich trägt. Viele Pubertierende tragen mit Vorliebe Schwarz, weil sie am Tor zu einen neuen Lebensabschnitt stehen. Zu viel Schwarz schwächt aber den Organismus, stimmt traurig und fördert den Pessimismus.

Es gibt grundsätzlich keine »schlechten« Farben, es kommt auf das richtige Maß an. Jede Farbe ist auch in unserer Aura bzw. unserem Energiekörper zu sehen. Wenn eine Farbe überhand nimmt oder nicht an ihrem Platz ist, dann wirkt sich das vorerst auf das allgemeine Wohlbefinden aus, und es kann sich mit der Zeit eine Krankheit entwickeln. Mit Hilfe der Farben kann ein Krankheitsverlauf aber auch wieder rückgängig gemacht werden.

Es würde den Rahmen des Buches sprengen, wenn ich das ganze Spektrum der Farben zur Heilung erläutern würde (siehe dazu Literaturverzeichnis), aber nach den folgenden Hinweisen können Sie schon einiges an Gutem und Schönem mit dem Einsatz von Farbmeditationen erleben. Wenn Sie eine bestimmte Farbe bevorzugen, dann kann es sehr gut sein, dass Sie die entsprechende Eigenschaft brauchen. Wenn Sie aber eine Farbe zu sehr bevorzugen, dann kann es auch zu einer Sucht werden, und die Farbe schadet Ihnen.

Während Sie eine Mudra halten, können Sie entweder eine Farbe visualisieren oder sich auf die Farbe eines Gegenstandes konzentrieren. Das Erstere ist zu bevorzugen, weil dann die Farbe lebendig wird, d. h., Sie können sich die Farben dunkel oder hell, dumpf oder leuchtend, in Formen gebunden oder fließend usw. vorstellen. Wenn Sie beispielsweise das Bedürfnis haben, in den Wald zu gehen, weil Sie sich da am besten regenerieren können, aber es fehlt Ihnen die Zeit, dann können Sie sich einen Wald mit viel Grün vorstellen. Sie können gedanklich im Grün der Blätter richtig schwelgen und werden dabei innerlich wieder erfrischt. Solche Visualisationen werden schon seit langem mit Erfolg angewendet und farbige Landschaftsbilder werden heute in vielen Krankenhäusern zur Unterstützung der Heilung gezielt eingesetzt. Ausprobieren!

Wie werden Mudras zur Heilung von körperlichen Beschwerden eingesetzt?

Ungenutzte evolutionäre Energie ist der Mutterboden von Schmerz (Krankheit).
Jakob Atabet

Mudras, die gegen die verschiedensten Krankheiten eingesetzt werden, finden wir vorwiegend in der chinesischen Medizin. Diese haben meistens ihren Ursprung in der Fünf-Elementenlehre (siehe Anhang C), deren Prinzipien heute auch im Westen bekannt und weitgehend anerkannt sind. Aber auch der indische Yogameister und Heiler Keshav Dev, der die Wirkung der Mudras schon vor vielen Jahren intensiv erforscht hat, kann die Heilkraft der Mudras bestätigen. Er sagt dazu: »Dein Schicksal liegt in deinen Händen – und das ist ganz wörtlich zu nehmen. Nicht nur, weil die Handlinien Vergangenheit und Zukunft einer Person verzeichnen, sondern vor allem, weil jeder Finger seine ganz eigene Funktion und Macht innerhalb des Organismus hat. Wer diese Macht zu nutzen weiß, kann sich körperliche Gesundheit und geistigen Frieden bewahren. Die erste Reaktion der Patienten, denen ich von den Mudras erzähle, ist Skepsis. Wie kann, fragen sie, meine Krankheit gebessert werden, indem ich nichts weiter tue, als einige Finger leicht zusammenzudrücken? Aber sobald sie Vertrauen gefasst und die Übungen durchgeführt haben, spüren sie die Wirkung, und ihre Skepsis wandelt sich in Erstaunen. Dann erkläre ich ihnen, dass diese so einfach aussehenden Techniken äußerst wertvolle Geschenke sind, die uns von den erleuchtetsten Yoga-Meistern alter Zeiten gegeben wurden.«[8]

Alle, die sich mit der heilenden Wirkung der Mudras beschäftigt haben, betonen, dass eine vernünftige Lebensweise und Ernährung unbedingt mit berücksichtigt werden müssen.

Eine falsche Lebensweise setzt sich meistens aus minderwertiger Ernährung, aus Mangel an Bewegung und zu wenig frischer Luft, Ruhe und Erholung, aus zu viel Stress, Sorgen, negativen Gedanken und negativen Gefühlen zusammen. Die Praxis der Mudras in Zusammenhang mit gesunder Ernährung, regelmäßigen Ruhezeiten, ausreichend Bewegung (Yoga, Joggen, Wandern, Rad fahren usw.) führt selbstverständlich zu einer optimalen Lebensweise, welche die Basis für die Gesundheit ist. (Siehe hierzu auch Anhang A)

Wenn Mudras zur Unterstützung der Heilung von *chronischen Krankheiten* eingesetzt werden, dann sollten sie, wie schon erwähnt, wie eine Kur über einige Wochen oder Monate regelmäßig geübt werden. Eine chronische Krankheit hat meistens schon viele Jahre vor Ausbruch im Inneren begonnen, und es braucht seine Zeit, um Verschlackungen, die sich in Gefäßen, Organen, einzelnen Zellen und Energiefeldern eingeprägt haben, aufzulösen.

Manche Mudras können auch als **Hilfe in der Not** (z. B. bei Hexenschuss, Schwindelgefühlen, Übelkeit oder einer Herzattacke) eingesetzt werden. Diese praktizieren Sie, *wenn* es nötig ist und nur *solange* es nötig ist. Aber auch plötzliche Beschwerden kommen nicht per Zufall, sondern sind nur die Explosion eines disharmonischen Zustands, der schon längere Zeit in uns lodert. Darum sollte eine Mudra nicht einfach wie ein schnellwirkendes Medikament, das nur Symptome bezwingt, eingesetzt werden. Gehen Sie der Sache auf den Grund. Meditieren Sie – fragen Sie nach innen, was dieser körperliche Überfall für Sie zu bedeuten hat. Fragen Sie beharrlich und ehrlich – dann bekommen Sie auch eine ehrliche Antwort, die vielleicht nicht immer bequem ist, aber auf lange Sicht eine heilende Wirkung hat.

Wie werden Mudras zur Heilung im geistig-seelischen Bereich eingesetzt?

Das schönste Geschenk der Seele
für den Menschen ist
die Fähigkeit zur Freude.
Vauvenargues

Ein wichtiger Grund, warum ich je mit Yoga begonnen habe, war sicher eine Erfahrung, die ich als junger Mensch mit Medikamenten gegen Asthma machte. Sie bewirkten, dass ich Zusammenhänge nicht mehr erfassen konnte, beeinträchtigten mein Erinnerungsvermögen; ich war apathisch und von einer grenzenlosen Gleichgültigkeit. Ich hatte Angst, »nicht mehr richtig im Kopf« zu sein, wie man so sagt, und fürchtete, dass es so bleiben würde. Seit damals interessiere ich mich für Gehirnforschung und alles, was den Menschen geistig fit hält. In diesem Bereich wirken Mudras wahre Wunder. Das müssen Sie mir nicht einmal nur glauben, denn es konnte mit entsprechenden Messgeräten nachgewiesen werden. In Schulen und besonders in der Heilpädagogik werden Handübungen seit einigen Jahren mit Erfolg bei Kindern mit Lernschwierigkeiten eingesetzt. Fahren Sie mit den Daumen bewusst und fein über ihre Fingerspitzen, schon allein das ist eine herrliche Wohltat und Erfrischung für das Gehirn. Das Gehirn sollte wie ein Muskel täglich trainiert werden. Es ist erwiesen, dass schon nach einigen Tagen Bettruhe (z. B. nach Operationen) die Gehirnaktivität zurückgeht. Es ist ebenfalls erwiesen, dass sich das Gehirn durch entsprechendes Training sehr schnell wieder regeneriert. Die Praxis der Mudras kann als pures Gehirntraining bezeichnet werden. Besonders wenn die Fingerspitzen aneinander liegen, beeinflusst das im positiven Sinn die Gehirnströme. Wenn dazu innere Bilder visualisiert werden, erfordert das vom Gehirn sehr viel Können und fördert die Vorstellungskraft. Diese

Kraft ist eine der Voraussetzungen für geistige Frische und klares Denken. Die beigefügten Bejahungen fördern die klare Ausdrucksweise, die ebenfalls eine Geisteskraft ist. Wenn eine Mudra bei voller Konzentration, die dabei ebenfalls trainiert wird, und Gelassenheit gehalten wird, beruhigt und regeneriert das die Gehirntätigkeit. Viele Mudras synchronisieren auch die rechte und linke Gehirnhälfte und fördern dadurch das Gedächtnis, die allgemeine Merkfähigkeit und wunderbarerweise auch die Kreativität.

Ich wage zu behaupten, dass ein trainiertes Gehirn bis ins hohe Alter fit bleibt. Das demonstrieren uns auch die großen Yogis mit ihrer geistigen Frische bis ins hohe Alter. An mir selbst kann ich beobachten – und meine Umgebung bestätigt es mir –, dass meine Merkfähigkeit, mein Erinnerungsvermögen, das klare Denken und die Konzentration noch nie so ausgeprägt waren wie heute. Kolleginnen gleichen Alters klagen über das Gegenteil. Ich bin nicht begabter, trainiere aber ständig mein Gehirn, das ist der Unterschied.

Über das negative bzw. positive Denken habe ich in meinen früheren Büchern schon viel geschrieben. Ich kann Sie nur bitten, es selbst zu testen.

Sehen Sie immer in jedem Mitmenschen das Gute, werfen Sie das Negative der Vergangenheit hinter sich, leben Sie ganz in der Gegenwart, und machen Sie das Bestmögliche daraus. Erwarten Sie von der Zukunft das Beste, und bleiben Sie mit dem kosmischen Bewusstsein in stetiger Verbindung – dann steht einem sinnvollen und glücklichen Leben nichts mehr im Weg.

Welchen Segen mir dieses konstruktive Denken bringt, kann ich Ihnen gar nicht beschreiben. Diese Lebenshaltung ist, nebenbei bemerkt, auch das Beste für meine Gesundheit.

Auch im *seelischen Bereich*, damit meine ich das Gemüt, unsere Gefühle und unsere Stimmungen, wirken Mudras auf wundersame Weise. Es ist kein Zufall, dass bei heftigen Erregungen die Fäuste geballt werden oder bei Depressionen die Hände schlaff und die Handbewegungen fahrig werden. Wollen wir belastende Stimmungen verändern, können wir das, indem wir den Atemrhythmus dementsprechend verändern. Je nachdem, wie wir atmen, kann es uns aufpeitschen, beruhigen, anheizen oder abkühlen.

Stimmungsschwankungen, unter denen heute sehr viele leiden, können durch Mudras oft innerhalb weniger Tage weitgehend behoben werden. Dafür würde ich allerdings 3-mal pro Tag mindestens 10 Minuten (oder 2-mal 20 Minuten) liegend oder sitzend die betreffende Mudra und Meditation praktizieren.

Aber grundsätzlich gilt für die Stimmungen das Gleiche wie für die körperlichen Beschwerden: Wir müssen die Ursache, die fast immer *in uns* liegt, suchen und beheben. Machen wir nie die Umgebung für unsere Stimmung verantwortlich. Eltern, Kinder, Partner, Arbeitskollegen – sie sind nur Spiegel unseres Innenlebens. Wenn wir vorerst unsere Umwelt nicht zu ändern vermögen, können wir an unserer inneren Einstellung zur Umwelt arbeiten und diese in kleinen Schritten verändern. Vielleicht sagen Sie jetzt: »Aber ich mache mir Sorgen.« Nützt es Ihnen etwas, wenn Sie sich Sorgen machen? Wird dadurch der Zustand besser? Ich weiß, es ist schwer, Sorgen aufzulösen. Mir hilft am besten ein klärendes Gespräch und/oder Beten. Die göttlichen Kräfte haben mir bis jetzt immer geholfen – ohne Ausnahme. Jedem wird geholfen, wenn er es zulässt. Wenn wir eine Sorge übergeben haben, brauchen wir nicht mehr länger darüber nachzudenken.

Chronische Verstimmungen jeglicher Art (Aggressionen, Depressionen, Unzufriedenheit, Ängste usw.) können auch durch geschwächte oder gar kranke Organe, Verdauungsprobleme,

Blutdruck, Schmerzen u. a. verursacht werden. Mit den Mudras, die zur körperlichen Heilung eingesetzt werden, können solche Stimmungen weitgehend behoben werden. Alle Meditationen, Visualisationen und Affirmationen wirken positiv auf den seelisch-geistigen Bereich. Wenn Sie achtsam sind, können Sie mit Staunen Ihre positiven Stimmungsänderungen, die auf leisen Sohlen bei Ihnen einkehren, beobachten. Sie werden zufriedener, gleichmütiger, gelassener, mutiger und fröhlicher. Warten Sie es ab – so ist es!

Wodurch kommt die Wirkung der Mudras zustande?

Der Glaube hat nicht nur den Sinn,
sondern auch die Freude
in die Welt gebracht.
Paul Claudel

Je länger ich über die Wirkung der Mudras nachdenke, umso mehr erfüllt sich mein Herz mit Ehrfurcht vor dieser erstaunlichen Welt, die wir selbst sind und in der wir leben. Diese grandiosen Zusammenhänge und wunderbare Ordnung im Großen wie im Kleinen werden wir nie ganz erfassen können – und das ist auch gut so.

Wie können wir es uns beispielsweise vorstellen, was es heißt, wenn Naturwissenschaftler behaupten, dass der Code unseres ganzen Körpers einschließlich unserer Charaktereigenschaften in jedem einzelnen Zellkern angelegt ist? Vielleicht können wir damit die Erkenntnisse der östlichen Weisen und Ärzte besser akzeptieren, die behaupten, dass Körper, Geist und Seele in jeder Fingerkuppe, in jedem Fingerglied, weiter in jedem Finger und natürlich auch in der ganzen Hand angelegt sind. So ist es nahe liegend, dass wir tatsächlich über die Finger bzw. Hände einen gewaltigen Einfluss auf jeden Körperbereich nehmen können.

Die Wirkung der Mudras erfolgt auf ganz verschiedenen Ebenen: auf der körperlichen, die zur grobstofflichen Energie zählt, aber auch auf den vielen feinstofflichen Ebenen, die noch lange nicht erforscht sind. Wir müssen wissen, dass jeder Mensch ein individuelles Energiefeld oder -klüngel ist. Am besten stellen Sie es sich als verschiedenfarbige Nebelschwaden vor, die sich vermischen, einander durchdringen und doch in ihren eigenen Farben eine Einheit bilden. Wie viele Energieebenen in uns schwingen, ist unklar, die einen Schulen sprechen von fünf, die andern von sieben, andere von zwölf – aber wahrscheinlich sind es noch mehr. Diese Energiefelder unterliegen verschiedenen Schwingungen, die einen bewegen sich schneller als die anderen. Unsere Sinne sind auf eine ganz bestimmte Schwingung ausgerichtet, und darum können wir nur diese wahrnehmen. Die alten Yogis konnten aber dazu noch andere Schwingungen wahrnehmen, z. B. die der Chakren (Energietransformatoren) und der Nadis, feinstoffliche Energieströme. Wenn Sie die Chakrenlehre noch nicht kennen, finden Sie im Anhang D weitere Informationen. Im Ayurveda, der indischen Heilkunst, werden die Finger schon seit langem den einzelnen Organen und Elementen zugeordnet. Die Chinesen erforschten das System der Meridiane, der feinstofflichen Energieströme, woraus sich mehrere Behandlungsarten entwickelten. Die Zigeuner entwickelten die Handlesekunst, und in der Astrologie gibt es auch die Zuordnung der Hände und der einzelnen Finger zu den Planetenkräften.

Zunächst zeige ich Ihnen auf, welche Wirkung die Hände und Finger ganz konkret auf andere Körperbereiche ausüben. Ich beginne also auf der grobstofflichen Ebene.

Einen direkten Bezug zu den Händen hat der Nacken, da die Nervenbahnen im Nacken durch die Wirbellöcher in die Arme, Hände und Finger führen. Die Beweglichkeit der Hände wirkt sich immer auch auf die Beweglichkeit des Nackens aus. Handübungen wirken lösend bei Verspannungen im Nacken.

Weiter erzeugt das Auseinanderspreizen der zehn Finger einen Reflex, der auch das Auseinanderspreizen der Brustwirbel bewirkt, und so vergrößert sich das Atemvolumen der Lunge.

Einen weiteren direkten Bezug haben die Hände bzw. Finger auch zum Herzen und zur Lunge. Viele Menschen können mit zunehmendem Alter die Finger nicht mehr richtig strecken. Dies weist auf Verspannungen im Herzbereich hin, was oft das Vorspiel zu Herzerkrankungen ist oder eine Tendenz zur Osteoporose anzeigt. Diese leicht gekrümmte Handstellung behindert auch die Einatmung, d. h., es wird nicht das Optimum an Luft in die Lunge gezogen, besonders in die Lungenränder, und Verschmutzungen werden dadurch begünstigt.

Kleine Übung zwischendurch:
Einatmend halten Sie die Hände mit gespreizten Fingern vor die Brust. Den Atem anhalten und die Arme waagrecht zur Seite strecken. Nun ausatmen und dabei kräftige Fäuste machen. Normal atmen, die Fäuste öffnen und die Arme senken. 3-mal wiederholen.

Diese kleine Übung weitet die Bronchien, öffnet die Lunge, stärkt das Herz und erfrischt den Geist. Asthmatiker husten bei dieser Übung oft, weil sich Schleim in den Bronchien löst, Herzpatienten spüren verstärktes Herzklopfen.

Ilse Middendorf, eine führende Expertin auf dem Gebiet der Atemtherapie, hat nachgewiesen, dass die einzelnen Finger mit den entsprechenden Lungenbereichen in direkten Bezug gebracht werden können. Zeigefinger und Daumen beeinflussen den Atem im oberen Lungenbereich, der Mittelfinger im mittleren und Ring- und kleiner Finger im unteren Lungenbereich. Sie können diese Aussage selbst bestätigt bekommen, wenn Sie beispielsweise die Spitzen der Ringfinger und kleinen Finger aneinander legen. Wo spüren Sie den Atemimpuls besonders? Meistens gelingt dieser Test schon das erste Mal – ansonsten sicher nach wenigen Versuchen.

Weiter nehmen die Enden der Nervenbahnen der Hände, auch der Füße, im Gehirn einen besonders großen Bereich ein, einen viel größeren als Arme und Beine. Durch das Ertasten und Spüren, besonders mit den Fingerspitzen, wird die Gehirntätigkeit aktiviert und trainiert. Lernschwierigkeiten bei Kindern werden beispielsweise durch Fingerspiele behoben, indem dabei entsprechende Verbindungen im Hirn freigelegt und Gehirnströme aktiviert werden. Mudras, die bewusst praktiziert werden, d. h., man spürt die Finger und die entsprechende Unterlage, aktivieren große Bereiche im Gehirn.

Ist es nicht wunderbar, was wir alles so ganz nebenbei mit einer Mudra bewirken?

Aber nicht nur mit den Mudras kann auf sämtliche Körperregionen und -funktionen eingewirkt werden, sondern jede Berührung oder Bewegung der Hände hat ihre besondere Wirkung. Handwerkliches Tun, ein Instrument spielen, das Händewaschen oder Massieren bewirken viel mehr, als man sich bewusst ist.

- Gerade beim Händewaschen können Sie die Hände herzhaft drücken und auch gleich kräftig massieren: Sie drücken mit der einen Hand die vier langen Finger der anderen zusammen und drehen die umfassten Finger auf beide Seiten. Dann machen Sie Fäuste, öffnen die Hand wieder und spreizen die Finger oder reiben die Handinnenseiten herzhaft gegeneinander.
- Oder Sie verschränken die Finger ineinander, drehen die Handinnenseiten nach außen und strecken die Arme. Das erfrischt, verbessert die Atmung und stärkt das Herz.
- Wenn Sie länger an einem Arbeitstisch sitzen und der Nacken spannt oder schmerzt, fassen Sie mit Daumen und Zeigefinger (der Daumen liegt auf der Innenseite der Hand) die einzelnen der 8 Zwischenhäutchen bei den Fingerwurzeln. Sie massieren den darunter liegenden Punkt und ziehen die Häutchen mindestens 6-mal nach vorn. Achten Sie dabei auf eine aufrechte und entspannte Sitzhaltung.
- Wenn Sie Zeigefinger, Mittelfinger und Ringfinger der einen Hand auf die Längsfurchen des anderen Handrückens legen und sanft nach vorn und nach hinten massieren, wirkt das regulierend auf den Blutdruck.
- Eine hübsche Spielerei, welche die Laune hebt, ganzheitlich erfrischt und jede Körperfunktion stimuliert, ist das Hände-

klopfen (man kann dabei nicht ernst bleiben, und Kinder können davon nicht genug bekommen): Sie klatschen oder klopfen mindestens 8-mal im Takt die Hände. Zuerst wie gewohnt in die Hände klatschen, dann die Hände nach unten hängen lassen und die Handrücken aneinander klatschen – danach die Fingerrücken, die Fingerspitzen, die äußeren Handkanten, die inneren Handkanten, die Handwurzeln, die Fingerknöchel, die Fingerspitzen, usw. Der Phantasie sind keine Grenzen gesetzt. Sie werden nun bemerken, dass, je nachdem was Sie klopfen oder wie Sie klatschen, ein anderer Ton erzeugt wird. So können Sie ein eigenes Trommelkonzert veranstalten. Trommeln wurde schon früher eingesetzt, um Heilungsprozesse in Gang zu setzen, und wird neuerdings auch heute wieder angewendet.

Mit etwas Phantasie können Sie selbstverständlich auch ein Programm mit Handübungen zusammenstellen. Falsch können Sie dabei nichts machen, wenn Sie jede Bewegung langsam bewusst und behutsam durchführen.

Die folgenden Abbildungen zeigen Ihnen nun die verschiedenen Zuordnungen. Damit möchte ich Sie nicht verwirren, sondern aufzeigen, wie herrlich vielfältig dieses System ist. Bei genauerem Hinsehen werden Sie sogar auf verstandesmäßige Widersprüchlichkeiten stoßen. Diese entstehen, weil die einzelnen Systeme verschiedene Ebenen ansprechen – wie Fäden, die sich im geheimnisvollen Unergründlichen verlieren und sich dort wahrscheinlich kreuzen, verbinden.

Die indischen Heilkundigen betrachten jede Krankheit als eine Disharmonie im menschlichen Körper. Die Heilung kann erfolgen, wenn das natürliche Gleichgewicht wiederhergestellt ist. Sie erkannten, dass das Bewusstsein die Krankheit erzeugt und dass das Bewusstsein eine Energie ist, die sich in fünf Grundprinzipien oder Elementen manifestiert. Ist ein Element zu viel oder zu wenig vertreten, dann entsteht eine Disharmonie (Krankheit), und diese wird mit entsprechenden Maßnahmen wiederhergestellt. Auch die Chinesen haben ihre Fünf-Elementenlehre (siehe Anhang C). Diese beiden Systeme können jedoch nur von Experten miteinander in Bezug gesetzt werden. Die Gemeinsamkeiten und die Verschiedenheit herauszuarbeiten würde den Rahmen dieses Buches sprengen.

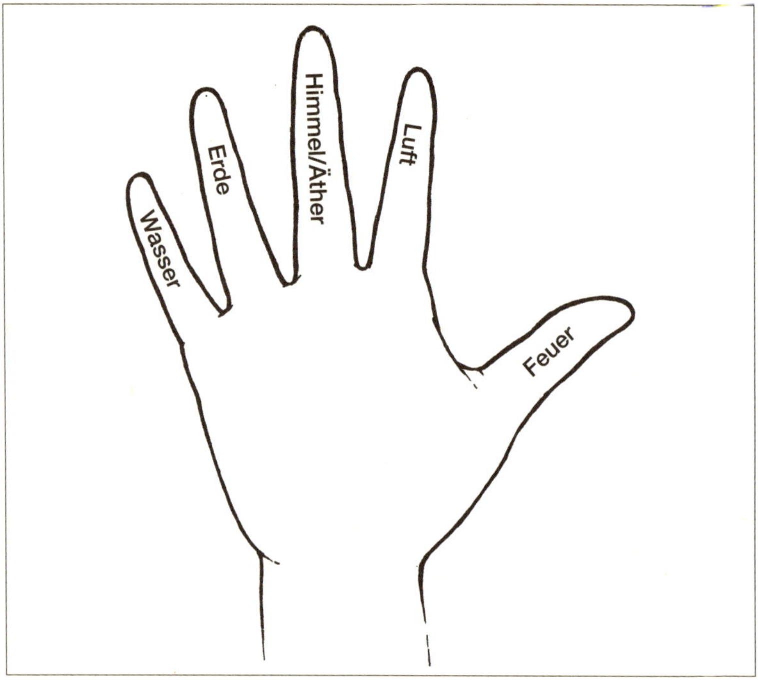

Chakren

Die Zuordnung der Chakren zu den Fingern ist nicht bei allen Yogaschulen die gleiche. Auf der unten abgebildeten Hand finden Sie die üblichste. Es gibt auch Yogameister, die dem *kleinen Finger* das Wurzelchakra, dem *Ringfinger* das Sakralchakra, dem *Mittelfinger* das Solarplexuschakra, dem *Zeigefinger* das Herzchakra und dem Daumen das Halschakra zuordnen. Anzumerken ist an dieser Stelle, dass nur die fünf Chakren, die sich an der Wirbelsäule entlang befinden, den einzelnen Fingern zugeordnet werden. Mehr Wissenswertes über die Chakren finden Sie im Anhang D.

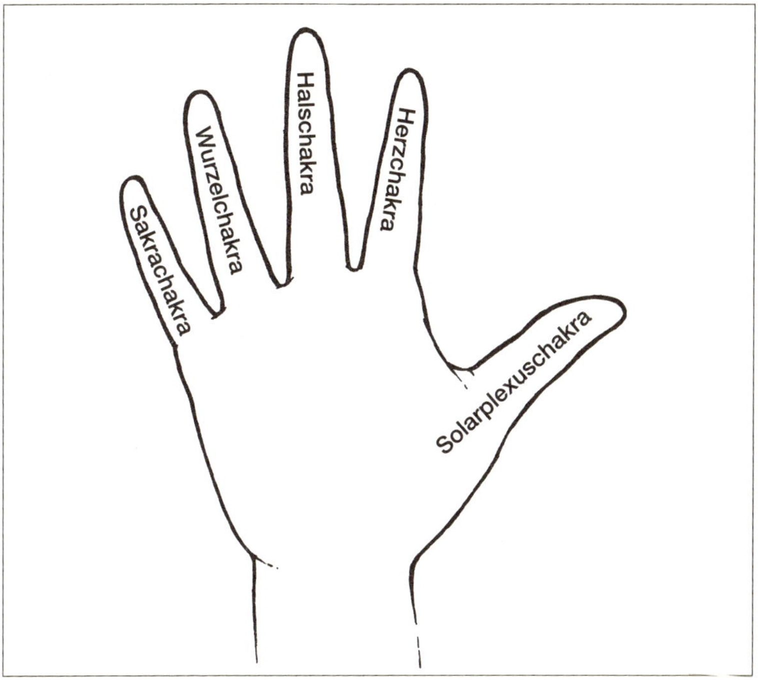

Akupressur

Die Akupressur ist in den westlichen Ländern neben der Akupunktur die bekannteste chinesische Heilmethode. Statt mit Nadeln werden die Meridiane mit den Fingern angeregt. Auf den folgenden beiden Abbildungen sehen Sie die entsprechenden Punkte, die Sie auch als Laie einfach mit dem Daumen für einige Minuten leicht drücken können, um damit eine positive Wirkung zu erzielen.

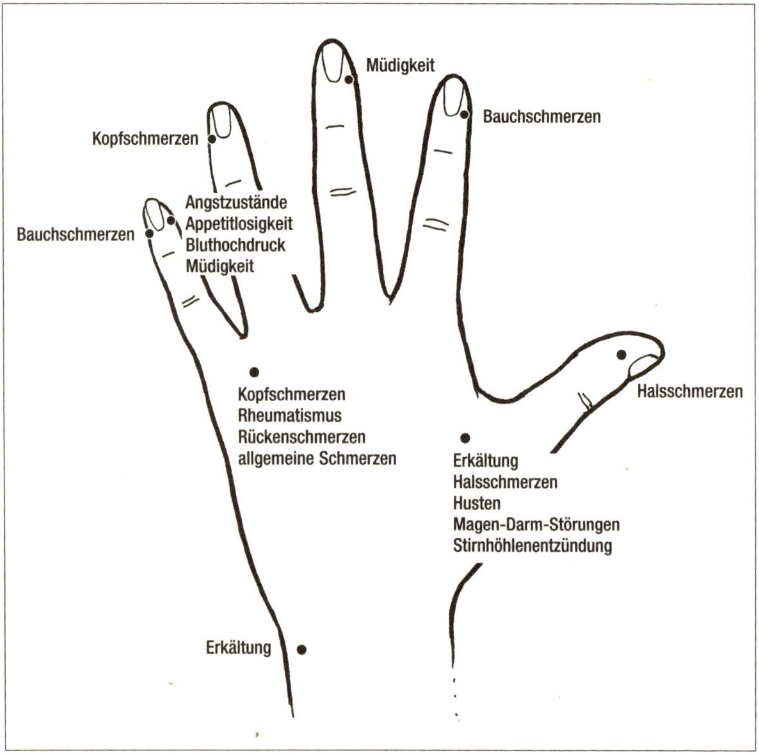

Handrücken

Bei hohem Blutdruck massieren Sie den Mittelfinger von der Wurzel zur Spitze hin und bei niedrigem Blutdruck von der Spitze zur Wurzel hin. Bei Durchfall oder Verstopfung dasselbe mit dem Zeigefinger.

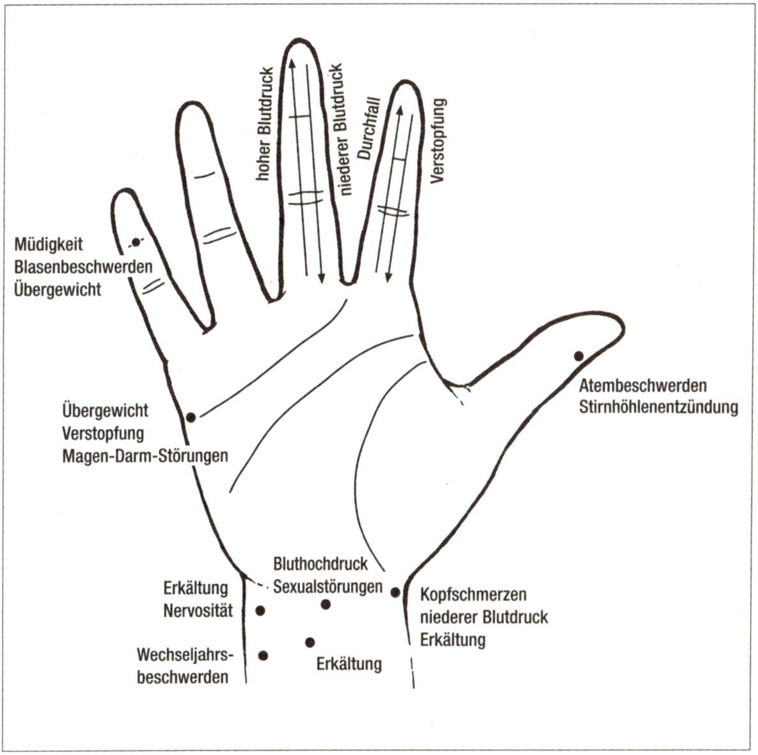

Handinnenfläche

Reflexzonen

Die Handreflexzonen entsprechen den Fußreflexzonen, deren Behandlungsmassagen heute allgemein bekannt sind. Die beiden folgenden Abbildungen zeigen die Reflexpunkte oder flächen, die mit den Muskeln und Organen verbunden sind. So, wie sich im Körper die Organe zum Teil nur auf der einen Seite (z. B. Herz, Leber) befinden, spiegelt sich das auch in den Händen

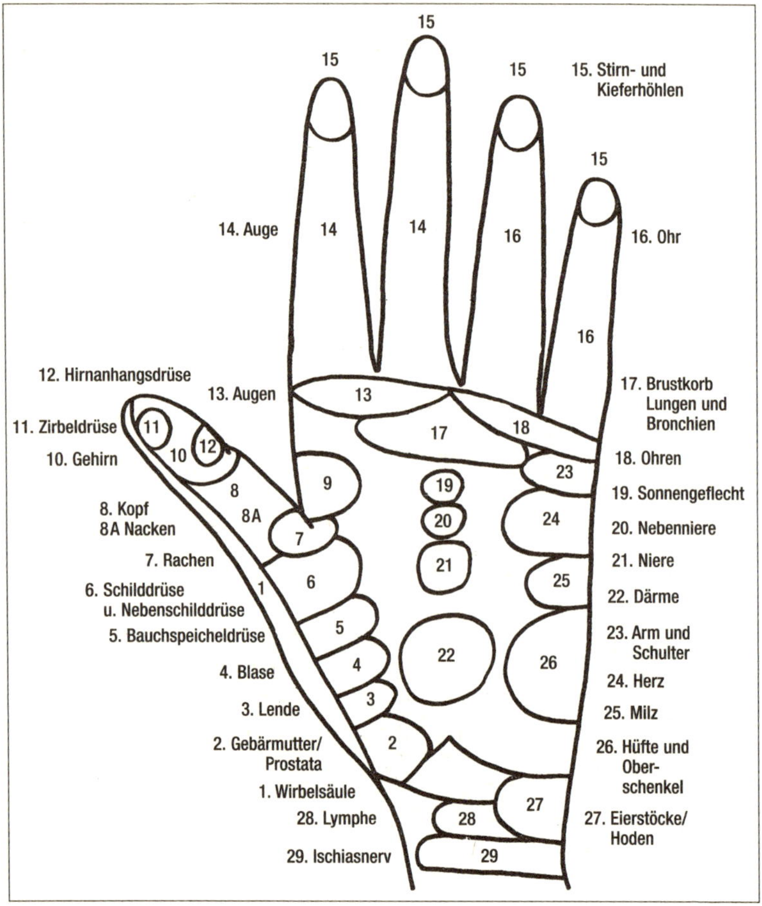

Handinnenfläche

wider. Aufgrund der unterschiedlichen Handgrößen findet man zu Beginn vielleicht nicht gleich den genauen Druckpunkt. Mit etwas Übung ist aber die richtige Stelle auch für den Laien gut zu finden.

Wenn Sie den gewünschten Punkt gefunden haben, massieren Sie ihn mit dem Daumen mit leichtem Druck und mit langsamen, kreisförmigen Bewegungen. 1 bis 3 Minuten genügen.

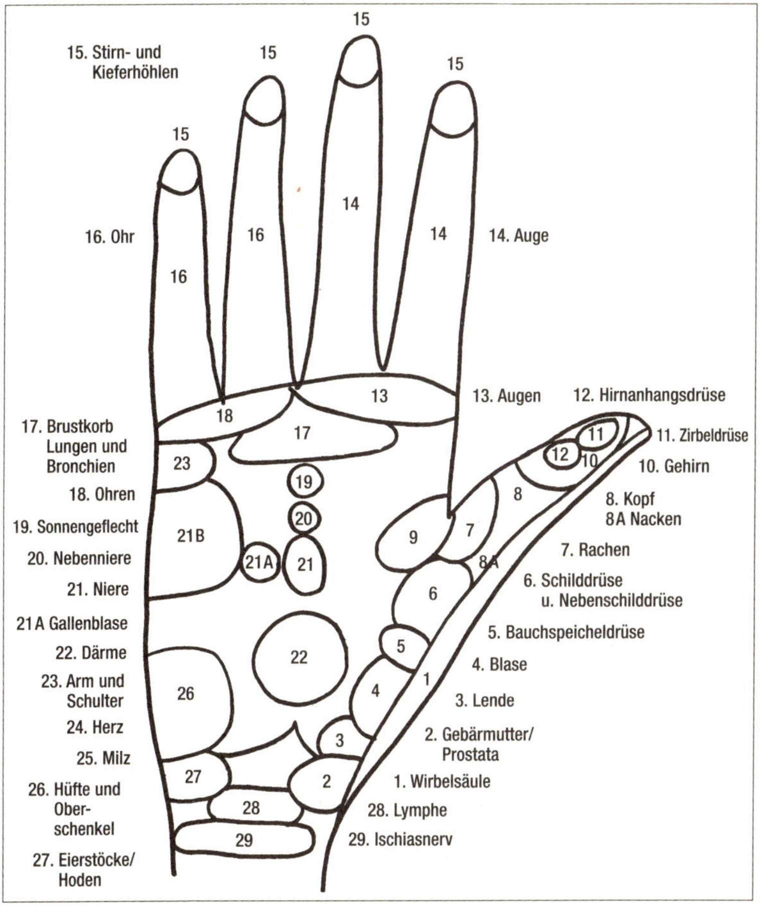

Handinnenfläche

Meridiane und Tiefenmeridiane

Meridiane sind Energiebahnen, die den Körper durchlaufen und dessen einzelne Funktionen (Kreislauf, Atmung, Verdauung, einzelne Organe) steuern. Besonders die End- und Anfangspunkte der Meridiane werden bei den Mudras berücksichtigt. In der Akupunktur werden nur die oberflächlichen

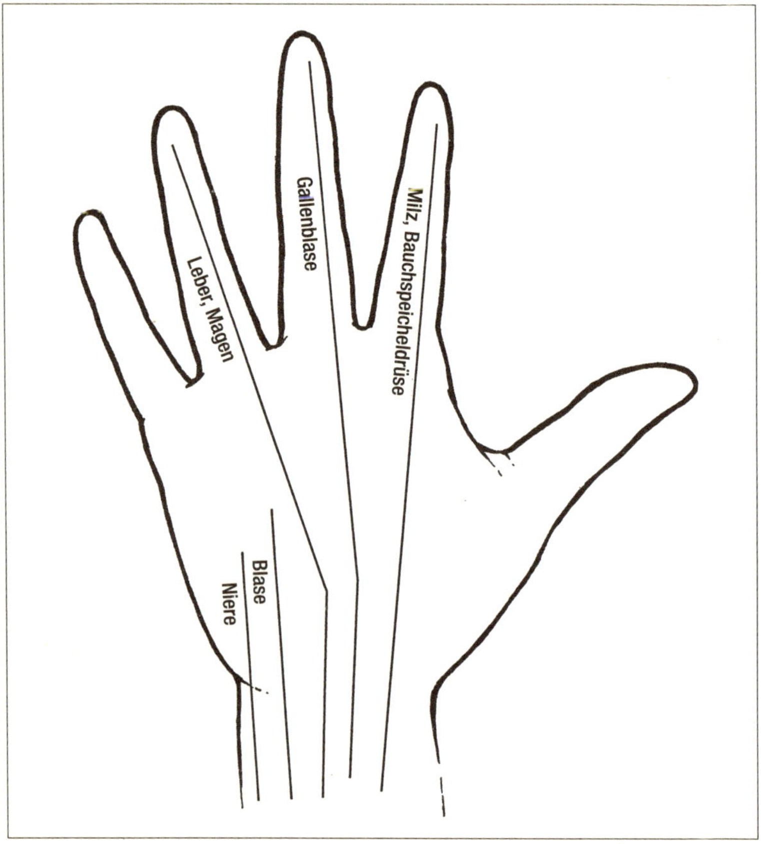

Meridiane berücksichtigt und das System der Tiefenmeridiane wird oft sogar als spekulativ abgelehnt. Da mir selbst die Wirkung vieler Mudras erst klar wurde, als ich die Tiefenmeridiane kennen lernte, stelle ich auch dieses System hier vor.
Umfassen Sie doch öfters Ihren kleinen Finger. Das tut Ihrem Herzen gut! Ist Ihnen öfters kalt oder sind Sie krankheitsanfällig, dann umfassen oder massieren Sie den Ringfinger.

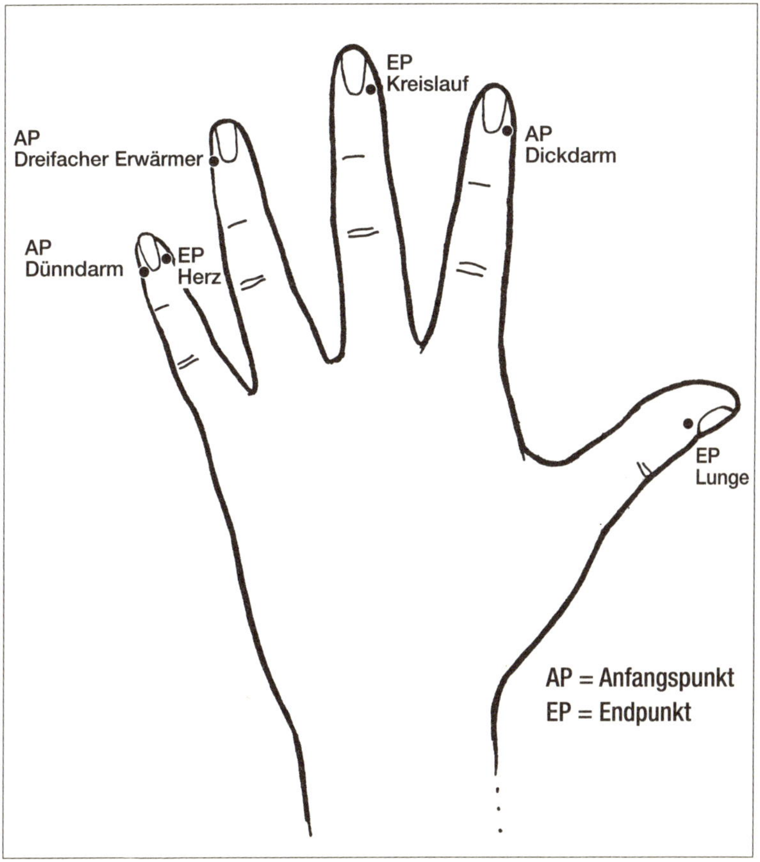

Planetenzuordnung und Handlesen

Astrologie und Chirologie (Handlesekunst) gehören seit jeher zusammen, und wer durch die Praxis der Mudras Lust auf mehr Wissen darüber verspürt, findet heute ein großes Literaturangebot darüber. Die Mudras können tatsächlich die Hände und die einzelnen Finger stärken und somit auch Charaktereigenschaften verändern. Denn im *kleinen Finger* steckt die Kreativität, der Schönheitssinn und innere Klarheit; im *Ringfinger* der Familien-

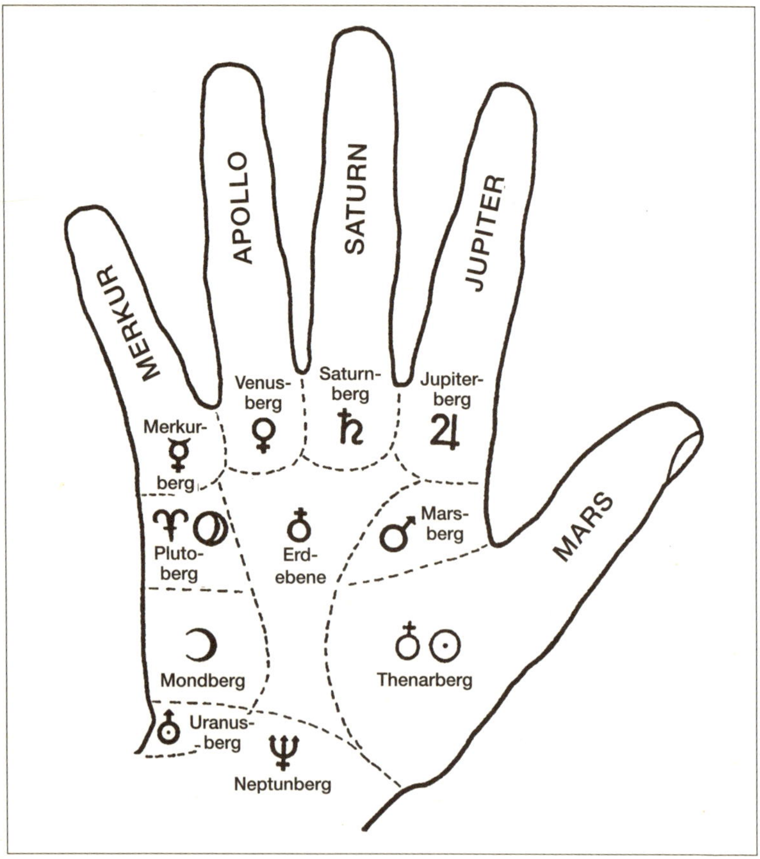

Astrologie

sinn, die Liebesfähigkeit und Geborgenheit; im *Mittelfinger* die Tatkraft, die Nüchternheit und die Ordnungsliebe; im *Zeigefinger* die Verstandeskraft, die Individualität und das Machtstreben; im *Daumen* der Wille, die Triebhaftigkeit und die Vitalität im Allgemeinen. Weitere Zuordnungen aus der Astrologie und Chirologie können Sie den beiden Abbildungen entnehmen.

Sie sehen, mit den Mudras haben Sie »sehr viel in Ihren Händen«. Sie können Ihr Leben mit den »eigenen Händen anpacken« und selbst entscheiden, wo es langgeht.

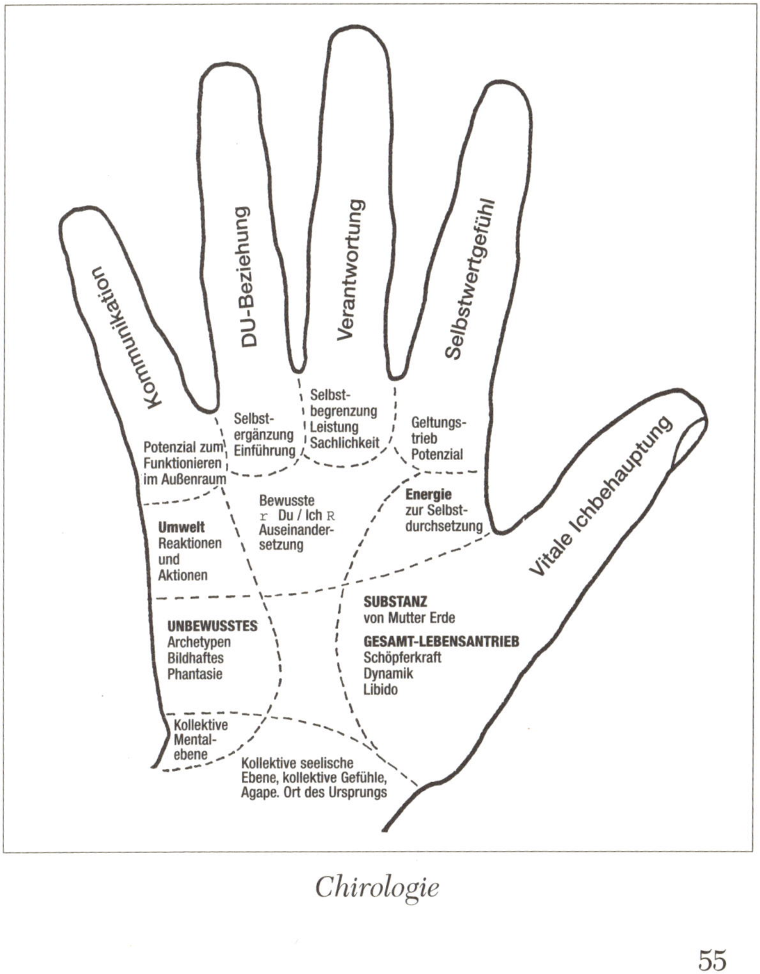

Chirologie

Eigene Erfahrungen

Ein tiefer Fall führt oft zu höherem Glück.
William Shakespeare

Mudras als Konzentrationshilfe oder zur Vertiefung der Meditation wende ich schon seit Jahren bei mir selbst mit Erfolg an. Fragen Sie mich nicht warum, aber ich empfand meine kleinen Fingerspiele immer als etwas ganz Intimes und habe sie darum in meinen Kursen als Lehrinhalt außer Acht gelassen. Es war wohl noch nicht der richtige Zeitpunkt.

Vor einigen Jahren habe ich bei einem Workshop für Gehirntraining die Mudra Nr. 27 kennen gelernt und habe sie auch gleich bei den verschiedensten Gelegenheiten angewendet. Wenn ich also beim Sprechen oder Schreiben den Faden verliere oder wenn ich mich an etwas erinnern will, dann lege ich einfach die Fingerspitzen beider Hände aneinander, und der Satz oder das Wort ist meistens wieder da. Die zusammengelegten Hände vor der Brust, Mudra Nr. 42, beruhigen meine Gedanken und fördern meine Konzentration.

Aber auch körperlichen Beschwerden konnte ich mit den Mudras entgegentreten. Eines der schönsten Erlebnisse war, als ich mich nach einer sehr langen Wanderung keuchend aufs Bett legen musste. Ich war übermüdet, begegnete auf den letzten fünf Kilometern vielen Reitern (auf Pferdegeruch reagiere ich allergisch) und blühenden Bäumen. Das alles zusammen reichte für einen Asthmaanfall. Ich machte die Mudra Nr. 4 und nach 4 Minuten war mein Atem wieder normal. Auch die Mudra Nr. 5 setze ich öfters ein, wenn ich merke, dass die Brust etwas eng wird. Vielleicht sollte ich mit dieser Mudra einmal eine ernsthafte Kur machen. Während der letzten Grippe war mir öfters hundeelend. Da half die Mudra Nr. 3, erste Version. Vor langen Wanderungen mache ich immer gerne noch mein »Morgengeschäft« auf der Toilette. Das klappt tadellos, wenn ich gleich nach dem Aufwachen gemütlich im Bett liegend die Mudra Nr. 23 und danach Nr. 24 mache. Wanderkolleginnen haben diese Mudra auch schon mit Erfolg angewendet.

Bei Seekrankheit oder allgemein bei Blähungen nach zu fettem Essen wende ich die Mudra Nr. 3, erste Version, mit Erfolg an. Eine wunderbare Sache ist für mich die Mudra Nr. 2, die mich morgens förmlich zum Bett hinauswirft. Sie erfrischt wunderbar und wirkt Schwindelgefühlen entgegen. Eine interessante Erfahrung machte ich nach längerer Gartenarbeit, als ich danach von Rückenschmerzen geplagt wurde. Ich legte mich auf den Rücken, zog die Knie zur Brust und machte die Mudra Nr. 17 zur Ausbalancierung der Rückenenergie. Schon nach wenigen Atemzügen spürte ich eine wunderbare, wohltuende Wärme, die durch den Lendenwirbelbereich in den Rücken floss. Ich konnte direkt spüren, wie sich die Rückenschmerzen langsam auflösten. Unsere Gesundheit und unser Wohlbefinden hängen größtenteils von einem optimalen Fließen der Energien ab, und jede Verspannung blockiert auch den Energiefluss.

Da ich im Großen und Ganzen ein gesunder Mensch bin, konnte ich natürlich nicht alle Mudras ausprobieren, aber viele meiner YogaschülerInnen und Bekannten berichten mir über gar wundersame Heilungen oder Verbesserungen ihrer Beschwerden. Die eine meinte sogar, dass sie ihrem Mann das Leben rettete, als er nachts mit heftigen Herzbeschwerden aufwachte. Sie versuchte einen Arzt zu erreichen, und in der Zwischenzeit legte sie ihm die Finger in die Mudra Nr. 16. Die Herzbeschwerden ließen nach, und er schlief erschöpft ein, so dass der Notarzt vorerst nicht nötig war. Morgens brachte sie ihn zum Arzt, und dieser stellte fest, dass er nachts einen schweren Herzinfarkt erlitten hatte. Eine andere meinte, dass sich ihr Sehvermögen mit der

Mudra Nr. 6 stark verbessert hat. Großen Erfolg hatte eine Bekannte mit Mudra Nr. 29, die sie bei Kreislaufbeschwerden einsetzte, und eine andere mit Mudra Nr. 18 bei einer chronischen Stirnhöhlenverschleimung.

Es gäbe noch viel zu berichten, aber ich glaube, diese Beispiele lassen Sie die wunderbare Wirksamkeit der Mudras erahnen.

Mudras und Meditation

Auch aus Steinen, die einem
in den Weg gelegt werden,
kann man Schönes bauen.
Goethe

Wie das christliche Gebet nicht nur durch Worte, sondern durch entsprechende Gebärden ausgedrückt wird, so werden auch in allen östlichen Religionen Gesten, Mudras, eingesetzt, die das Gebet unterstützen. Mit den Mudras werden also Sinn und Zweck der Meditation unterstützt. Aber auch umgekehrt: Mit der Meditation wird eine Mudra unterstützt. Die Inder haben sich diesbezüglich ein sehr differenziertes und vollständiges System ausgedacht, das so kompliziert und aufwendig ist, dass viele Gläubige gar nicht mehr damit zurechtkommen und die Hilfe eines Priesters benötigen.

Meditationen, wie ich sie verstehe und praktiziere, sind mir eine unerlässliche Lebenshilfe geworden. Ich setze sie jederzeit und überall für alles ein: Ich bringe damit Klarheit, Licht und Leichtigkeit in mein Leben, tanke neue Kraft, löse damit meine Probleme, treffe meine Entscheidungen, hole Rat und Trost, feile an meinen Charaktereigenschaften, mobilisiere meine Immunkräfte, entwickle Zukunftsvisionen usw. – und suche die Verbindung mit dem Göttlichen. Meditation kann man für alles einsetzen, und alles, was einen betrübt, belastet oder ärgert, auflösen, aber auch, um inneren und äußeren Reichtum zu erlangen – und selbstverständlich auch, um unsere spirituellen Ziele zu erreichen. Nutzen wir doch diese Möglichkeiten voll aus!

Mudras zum Auftanken der Kraftreserven

Fühlen Sie sich einmal schlapp, müde und vielleicht sogar etwas deprimiert, dann können viele Mudras wahre Wunder vollbringen. Einerseits, weil Sie sich die wohlverdiente Ruhe gönnen und andererseits, weil damit ganz konkret Energie aufgebaut wird (diese kann sogar gemessen werden).

Besonders anregend und aufbauend wirken folgende Mudras: Nr. 2, 3, 4, 6, 13, 21, 22, 27, 28, 29, 31, 35, 36, 39.

Mudras zur Vergangenheitsbewältigung

Wenn wir Zufriedenheit und Frieden in unserm Alltag wollen, kommen wir nicht drum herum, mit Belastendem aus der Vergangenheit aufzuräumen. Das heißt nicht, dass wir nun mit fixiertem Blick auf die Vergangenheit starren, sondern im Gegenteil: Wir befreien uns von altem Groll, Wut, Vorurteilen, Schuldgefühlen – einfach von allem, was uns bedrückt. Das beste Mittel ist die Vergebung – dem anderen vergeben und sich selbst vergeben. Vielleicht schaffen wir das aber nicht allein, dann bitten wir unsere innere Weisheit, das Überselbst oder das Göttliche in uns um Hilfe. Vergebung, das sagten schon Jesus und andere großen Religionsstifter, ist das Schwerste, aber das Beste, um inneren Frieden zu finden. Schaffen wir es auch nur ein bisschen – und immer wieder ein wenig mehr, dann öffnen sich Tor und Tür in eine neue, lichterfüllte Zukunft. Wirklich vergeben haben wir uns und unseren Mitmenschen erst, wenn wir sie uns glücklich vorstellen können und ihnen von ganzem Herzen alles Liebe und Gute wünschen. Um das zu erreichen, muss man oft großen Schmerz durchschreiten.

Die Mudras Nr. 12, 32, 42, 47 können diesen Verarbeitungs- und Auflösungsprozess beschleunigen.

Mudras zur Verbesserung von Beziehungen

Unsere Mitmenschen sind unsere Spiegel! Was uns an ihnen besonders gefällt, das lieben wir auch an uns. Was uns an ihnen missfällt, das lehnen wir auch in uns ab. Wir werden so oft den gleichen Mitmenschen begegnen, bis wir diese Lektion gelernt haben. Sind wir so weit, dann werden sich unsere Mitmenschen entsprechend verändern oder aus unserem Umfeld »verschwinden«, und andere nehmen den Platz ein. Das mag hart klingen, aber es ist leider wahr. Ist es nicht oft so, dass unsere Mitmenschen das leben, was wir uns selbst nicht zugestehen? Oft ärgern uns Mitmenschen durch ihr Verhalten, sie sind vielleicht voreilig im Urteilen, greifen verbal an, wirken verletzend durch Unachtsamkeit, hören nicht richtig zu, machen uns nervös durch ihre Unruhe, wollen alles besser wissen, sind misstrauisch – die Liste ließe sich fast endlos weiterführen. Wie agieren und reagieren wir selbst? Schon seit langem versuche ich die Botschaften, welche mir durch andere übermittelt werden, für mich zu entschlüsseln. Wie bin ich? Wie verhalte ich mich? Wie wirke ich auf andere? Dabei lerne ich mich besser kennen und habe die Möglichkeit, mich zu ändern. Oft haben wir auch Angst vor den Mitmenschen und deren Reaktionen, darum lassen wir uns manipulieren und ausnützen oder wir wollen durch »Bravsein« und zusätzliche Dienstleistungen ihre Liebe erzwingen.

Die Mudras Nr. 1, 12, 14, 45, 47 können Klarheit in unsere Beziehungen bringen, uns die Angst nehmen und die Vergebungsarbeit unterstützen. An dieser Stelle möchte ich allerdings eine große Bitte an Sie richten: Wenn Sie bei all diesen Selbstbetrachtungen vielleicht merken, wie viel Sie immer wieder »falsch« machen, lieben Sie sich, verwöhnen Sie sich, und besonders: Lachen Sie doch auch einmal über sich, statt sich zu kritisieren und zu beschimpfen. Es gibt ja auch immer wieder ein nächstes Mal, bei dem Sie probieren können, es »richtig« zu machen. Ich drücke Ihnen dazu die Daumen.

Mudras zur Lösung alltäglicher Probleme

»In jedem Problem steckt auch schon die Lösung«, sagt der Volksmund. Es gehört zu unserem Leben, dass wir immer wieder vor Herausforderungen, Situationen und Probleme gestellt werden, die eine Lösung verlangen. Das hält uns wach, schärft unsere Sinne und fordert unseren Verstand heraus. In der Stille der Meditation können wir uns in unsere Tiefe begeben und mit dem Höchsten in Kontakt kommen. Da können wir fragen, und die richtige Antwort kommt immer auf die richtige Weise durch einen Mitmenschen, ein Buch, eine Stimme aus dem Radio, ein Gefühl o. Ä. und zur richtigen Zeit. Da könnte ich Ihnen die interessantesten Geschichten erzählen. Wenn ich Ihnen nur erzählen würde, auf welch verschlungenen Wegen ich zu den Weisheiten der Mudras gekommen bin. Das grenzt an ein Wunder! Mein Mann bemerkte letzthin: »Du bist ein Glückspilz oder eine Hexe.« Aber das stimmt natürlich beides nicht. Ich habe durch all meine Erfahrungen eine gute Portion Zuversicht und Vertrauen in die kosmischen Kräfte erworben – das ist heute mein Glück. Aber es war nicht immer so!

Vergessen Sie auch nie, bei Entscheidungen – ob kleine oder große – die Meditation in Anspruch zu nehmen. Und wenn Sie etwas unbedingt möchten, aber Sie bekommen es nicht (wenn Ihnen eine Wohnung oder ein Job vor der Nase weggeschnappt wird usw.) – dann wartet sicher etwas Besseres auf Sie. Vertrauen Sie darauf – es ist so.

Besonders geeignet zur Lösung alltäglicher Probleme sind die Mudras Nr. 14, 16, 18, 31, 42, 50, 51.

Mudras zur Charakterbildung

Wir alle haben Charaktereigenschaften, die uns das Leben schwer machen oder doch unbequem sind (übertriebene Ängstlichkeit, Kritiksucht, Schuldgefühle, Ungeduld, Suchtverhalten, Minderwertigkeitsgefühle, Nervosität, Pessimismus usw.). Meditation ist ein wunderbares Mittel, diese umzuwandeln oder ganz umzupolen. Am besten nehmen Sie sich vorerst nur eine Eigenschaft vor. Wenn es uns gelingt, pro Jahr auch nur eine einzige zu verändern, was wird dann in zehn Jahren sein? Eine Charaktereigenschaft, die wir loswerden wollen, dürfen wir nicht bekämpfen; wir sollten sie vielmehr hinterfragen und sogar ihre gute Seite erkennen. Nur so können wir sie loslassen. Zuerst fragen Sie sich, woher sie kommt, wie sie entstanden ist, was das Gute daran ist (in allem steckt auch der Kern des Guten). Jede unbequeme Eigenschaft kann für uns sogar wegweisend sein, wir können leider an ihr zerbrechen oder eben auch erstarken. Machen wir uns dann ganz detailliert klar, was es uns bringt, wenn wir sie verändern und das Gegenteil eintritt. Wir können nun beschließen, mit ihr in Frieden zu leben, indem wir sie in wohldosierten Schranken halten, oder wir können sie auflösen, indem wir uns Situationen vorstellen, in denen wir mit der entgegengesetzten Eigenschaft leben (z. B. Mut statt Angst). Diese inneren Bilder werden sich allmählich nach außen verlagern und werden zur äußeren Wirklichkeit.

All diese Betrachtungen können wir in unsere Meditationen (Mudras Nr. 13, 22, 23, 24, 30, 38) einbringen, und wir werden die wahrsten Wunder erleben.

Mudras zur Zukunftsplanung

Wie viele haben vor der Zukunft Angst – vor dem Verlust des Arbeitsplatzes, vor dem Alter, vor allen möglichen Krankheiten. Ich habe einmal in einer größeren Gruppe nach den Zukunftsängsten der Einzelnen gefragt. Alle waren verblüfft über die Vielfalt der Ängste, die da zutage kam. Da kennt die menschliche Phantasie keine Grenzen! Die einen hatten Ängste, die den andern total unvorstellbar waren. Alle waren sich zum Schluss einig: Kaum ein Mensch schaut wirklich »realistisch« in die Zukunft. Warum nicht gleich gründlich aufräumen mit den unnötigen Ängsten! Meditation ist ein wunderbares Mittel, Zukunftsbilder zu visualisieren und ein sinnvolles Leben zu planen, indem kurzfristige und langfristige Ziele gesetzt werden. Die meisten Menschen machen das unbewusst sowieso, aber wir können auch bewusst eine Zukunft planen, die uns entspricht und Freude macht. Die meisten meiner inneren Pläne sind innerhalb von zwölf Jahren äußere Wirklichkeit geworden. Einige stehen noch offen, und ich weiß, zur gegebenen Zeit werden sich auch diese erfüllen. Ich habe übrigens eine interessante Feststellung gemacht: Menschen sterben meistens so, wie sie es sich vorstellen.

Für Ihre Planung der Zukunft eignen sich die Mudras Nr. 2, 8, 14, 16, 18, 24, 32, 42.

Mudras zur Verbindung mit dem Göttlichen

Haben Sie schon einmal gelesen, dass einer am Himmelstor gefragt wurde, ob er auf Erden viel und genug gebetet oder meditiert habe? Bestimmt nicht. Es kommt ja nicht darauf an, wie *oft* man sitzt oder kniet und meditiert, sondern *wie* und *ob* man ein erfülltes Leben führt und mit seinem Tun und Lassen den Willen des kosmischen Bewusstseins zum Ausdruck bringt. Unsere Lebensaufgabe besteht darin, dass wir unser Bestes geben und die Werke **vor** und **nach** der Vollendung dem Göttlichen übergeben. Die höchste Regel aller großen religiösen Gemeinschaften war immer: »Bete **und** arbeite.« Dazu müssen wir aber nicht einem Orden beitreten, das können wir auch im Alleingang.

Die Mudras Nr. 19, 40, 42, 43, 44, 45, 46, 47, 48, 49, 50, 51, 52 helfen uns, zur Ruhe zu kommen, und führen uns zusätzlich zu innerem Frieden, Zufriedenheit und Freude. Frieden und Freude sollen wir aber wieder in unsere Worte und Werke einfließen lassen und in die Welt tragen.

Ich weiß, meine Anmerkungen über Meditation sind nur ein kurzer Abriss. Wer sich mehr in diese Materie vertiefen will, findet diesbezüglich viele Anregungen in meinen Büchern *Yoga für Seele, Geist und Körper* und *Innere Kräfte entdecken und nutzen.*

Meditationen zu den einzelnen Fingern

Damit das Mögliche entsteht,
muss immer wieder das
Unmögliche versucht werden.
Hermann Hesse

Die folgenden Meditationen bewirken, dass Sie die einzelnen Finger und die Kraft, die in ihnen steckt, bewusst erleben. Sie werden mit den einzelnen Fingern vertraut, lernen sie kennen und lieben. Die positiven Erfahrungen, die ich und andere mit den Mudras machten, bestätigen mir, dass die Zuordnung der Chakra-Energie zu den einzelnen Fingern zutrifft und sich mit dem System der Meridiane sinnvoll ergänzt. (Näheres über die Chakren finden Sie im Anhang D.) Von zusätzlichem Nutzen sind unsere bewussten und konstruktiven Gedanken. Wie bereits anfangs erwähnt, beeinflussen Gedanken und Gefühle jede Körperfunktion; was wir uns »einbilden« und »einreden«, manifestiert sich in absehbarer Zeit.

Da nun indische Heilkundige schon vor langer Zeit herausfanden, dass ein Zuviel oder ein Zuwenig des einen Elements (Erde, Wasser, Luft, Feuer, Äther; siehe dazu Seite 46) den Körper in Disharmonie bringt oder sogar ernsthaft krank macht, können wir mit entsprechenden Bildern wieder Harmonie in unser Inneres bringen. So, wie uns jedes der Elemente aufbaut, kann es uns auch zerstören. Selbstverständlich beeinflussen die einzelnen Elemente einander – und jedes Element hat seine speziellen Bedürfnisse, die in einem ausgeglichenen, ruhig dynamischen Zustand ohne weiteres auch befriedigt werden. Aber wie oft sind wir gestresst, ruhen und bewegen uns zu wenig, essen zu viel oder lassen uns von Sorgen plagen. All das wirft uns aus dem Gleichgewicht. Wenn es der Körper nicht mehr schafft, in Harmonie zu kommen, dann werden wir anfällig für Krankheiten.

Die folgenden Meditationen kann man auch während schlafloser Stunden einer langen Nacht oder im Krankenbett machen, da vom Körper nicht mehr verlangt wird, als einen Finger liebevoll mit den Fingern der anderen Hand zu umfassen.

Zur Energie des Daumens

Das Element Feuer, der Lungenmeridian, der Tiefenmeridian des Magens und der Planet bzw. Kriegsgott Mars sind diesem Finger zugeordnet. Das Feuer des Daumens nährt die Energie der anderen Finger oder nimmt überschüssige Energie auf und stellt somit das Gleichgewicht wieder her. Die Zerstörung durch das Feuer hat oft genug auch eine ordnungsschaffende Kraft. Sogar in der Natur, wenn sich im Laufe der Jahrzehnte in den Wäldern eine Monokultur der Stärksten herangebildet hat, schafft ein Waldbrand wieder die Voraussetzung für eine große Vielfalt neuer Pflanzen. Auch eine Überhitzung in unserem Körper, das Fieber, killt ganze Kulturen von Bakterien. Das Feuer ist abhängig von der Luft, ohne Sauerstoff stirbt es; das gilt auch für unsere Zellatmung. Der Stoffwechsel in den einzelnen Zellen kann nur mit genügend Sauerstoff richtig funktionieren. Wir können tatsächlich jeden Körperteil oder jedes Organ stärken, wenn wir Licht und Wärme hineinvisualisieren bzw. -atmen.

Übung:
Setzen oder legen Sie sich hin. Umfassen Sie nun den rechten Daumen mit den vier langen Fingern der linken Hand, und den linken Daumen legen Sie an die Innenkannte der rechten Hand. Die Augen schließen.

Spüren Sie in einen Körperteil, der geschwächt oder krank ist. Nun stellen Sie sich vor, dass in Ihrer unteren Körpermitte (auf Nabelhöhe) ein Licht brennt, und bei jedem Ausatmen richten Sie die Lichtstrahlen in den betreffenden Körperteil. Zuerst lassen Sie große, dunkle Rauchschwaden aus dem bestrahlten Körperteil entweichen (Krankmachendes, Schmerzen usw.). Danach konzentrieren Sie sich nur noch auf das Licht, das langsam diesen Körperteil erfüllt, erhellt und heilt.

Halten Sie noch eine Weile still Ihren Finger fest, und spüren Sie in die strömende Wärme. Dann umfassen Sie den linken Daumen und halten diesen auch noch eine Weile fest.

Zur Energie des Zeigefingers

Das Herzchakra, der Dickdarm und der Tiefenmeridian der Milz/der Bauchspeicheldrüse sind ihm zugeordnet. Hier finden wir auch das Fingerspitzengefühl, den »guten Riecher haben«, die Fähigkeit des Nachdenkens und die Inspiration. Seine Energie geht in unser Innerstes und von da wieder in den Kosmos. Wir können also aus unserem Innersten schöpfen (Intuition) und aus dem Kosmos empfangen (Inspiration). In diesem Finger wohnt die Nähe wie auch die Weite des Raums. Wie viel Raum brauchen wir? Wie viel Nähe vertragen wir? Das Element Luft steht auch immer für den Geist – für die Gedankenkraft. Die Gedanken sind unsichtbar wie die Luft und doch sind sie, wie die Yogis feststellten, die Ursache für alles, was wir tun und lassen, was wir abstoßen und anziehen, für unsere Gesundheit und jede Stimmung, für die ganze Gestaltung unseres Lebens. Die Planetenkraft Jupiters ist ihm ebenfalls zugeordnet, und der weist auf den ewigen Wandel der Dinge hin: das Leben mit all seinen Facetten anzunehmen, zu verarbeiten (zu verdauen) und wieder loszulassen. In diesem Finger wohnt auch der klare, zielgerichtete Blick in die Zukunft. Da unsere Gedanken so wichtig sind, sollten wir uns öfters mit der Qualität unserer Gedanken auseinander setzen. Wenn wir die folgende Meditation mehrere Tage hintereinander machen, werden wir merken, dass unsere Gedanken einem gewissen Muster unterliegen – einer Gewohnheit. Gewohnheiten können geändert werden, sobald man sich ihrer bewusst ist. Änderungen benötigen immer eine gewisse Zeit. Ersetzen wir schädliche Gedanken kontinuierlich durch nützliche, dann werden sich auch unsere Lebensumstände ändern.

Übung:
Setzen oder legen Sie sich hin. Umfassen Sie nun den rechten Zeigefinger mit den vier langen Fingern der linken Hand, und der Daumen reicht in die Mitte der rechten Hand. Die Augen schließen.

Sie sitzen vor einem Kornfeld und beobachten die wogenden Ähren. Einatmend bewegen sich die Ähren auf Sie zu und ausatmend von Ihnen weg. Manchmal sehen Sie das ganze Feld und dann wieder die einzelnen Ähren. Sie sehen auch, wie sich der Raum um Sie während der Einatmung verkleinert und während der Ausatmung wieder vergrößert. Die gelben Ähren weisen auf die Vergänglichkeit hin, auf das große Sterben, in dem der Samen des Neubeginns schon enthalten ist. Schauen Sie nach einer Weile in die Weite des blauen Wolkenhimmels und danach nach innen in die Geborgenheit Ihres Herzens. Beobachten Sie nun Ihre Gedanken, die kommen und gehen, und denken Sie über Ihre Gedanken eine Weile nach. Wie denken Sie vorwiegend: positiv, negativ, zuversichtlich, ängstlich, grüblerisch (Sorgen wälzend), kritisierend, den Erinnerungen nachhängend oder zukunftsorientiert?

Halten Sie noch eine Weile still Ihren Finger fest, und spüren Sie in die strömende Wärme. Dann umfassen Sie den linken Zeigefinger und halten diesen auch noch eine Weile.

Zur Energie des Mittelfingers

Die Inder nennen diesen Finger auch den Himmelsfinger; ihm wird das Halschakra zugeordnet. Schauen Sie ihn an: Es ist der längste Finger, er überragt alle anderen. Seine Energie strahlt weit in die Unendlichkeit. Er könnte auch als Himmelsleiter gelten. Saturn, der ihm zugeordnet ist, befindet sich am Rande unseres Sonnensystems und wird auch als »Hüter der Schwelle« bezeichnet. Am Himmelstor wird Rechenschaft über das Leben abgelegt. Diese Symbolik finden wir auch im Halschakra, dem Tor der Reinheit, das sich nur öffnet, wenn der Schüler rein ist im Geist und im Herzen. Aber um weiter zu kommen auf unserem spirituellen Weg, müssen wir zuerst unsere Erdenpflichten erfüllen, und darauf verweisen seine innewohnenden Meridiane: der Kreislaufmeridian und der Tiefenmeridian der Gallenblase. Beide helfen, die Herausforderungen des Lebens beim Schopf zu packen und zu bewältigen. Antrieb, Aktivität, Wagnis und Freude am Tun sind ihre Qualitäten. Das Spektrum der Mittelfingerenergie geht von einem aktiven Leben bis weit ins Jenseits und könnte mit folgendem Spruch kurz zusammengefasst werden: »Hilf dir selbst, dann hilft dir Gott.«

Übung:
Setzen oder legen Sie sich hin: Umfassen Sie nun den rechten Mittelfinger mit den vier langen Fingern der linken Hand, und der Daumen reicht in die Mitte der rechten Hand. Die Augen schließen.

> *Stellen Sie sich vor, wie Sie Ihrer Lieblingsbeschäftigung nachgehen, Ihre Neigungen und Talente voll einsetzen, wie Sie Hindernisse, die sich Ihnen in den Weg stellen, bewältigen und Freude an Ihren Aktivitäten haben. Sie haben dabei Erfolg und sehen gedanklich, wie sich Ihr Erfolg gestaltet. Ihr*

Tun bereichert die Welt (Ihre Familie, einzelne Menschen oder die weite Welt). Besonders ausführlich stellen Sie sich den stetigen Kontakt mit den göttlichen Kräften vor, die Ihnen dabei helfen und den Weg weisen.
Wenn Sie Ihr Beruf nicht befriedigt, und wenn Sie keine Freizeitbeschäftigung oder Interessen haben, die Ihnen entsprechen, dann ist es an der Zeit, so lange nach innen zu fragen, Ihre innere Weisheit zu bestürmen, bis Sie eine Antwort bekommen. Bitten Sie gleichzeitig auch um die Tatkraft, die der mittlere Finger symbolisiert, um tatsächlich die Sache in Angriff zu nehmen. Und vor allem, bitten Sie die göttlichen Kräfte um Hilfe – schließen Sie mit ihnen eine enge, vertrauensvolle Partnerschaft.

Halten Sie noch eine Weile still Ihren Finger fest, und spüren Sie in die strömende Wärme. Dann umfassen Sie den linken Mittelfinger und halten diesen auch noch eine Weile fest. Diese Handstellung wirkt vorzüglich bei Nackenverspannungen.

Zur Energie des Ringfingers

Dem Ringfinger werden Apollo, der Sonnengott, und das Wurzelchakra, das den Beckenboden regiert, zugeordnet. Diese Kraft verleiht dem Menschen Durchsteh-, Durchsetzungs- und Durchhaltevermögen. Die Chinesen haben diesem Finger den Tiefenmeridian der Leber zugeordnet. Die Kraft der Leber verleiht dem Menschen Geduld, Gelassenheit, Hoffnung und Zukunftsvisionen. In der Ringfingerspitze beginnt auch der »dreifache Erwärmer«. Dieser Meridian regiert alle Schutzfunktionen im Körper und ist für die Körpertemperatur, die ihrerseits die Zellfunktion regiert, zuständig. Arbeitet er optimal, verleiht er dem Menschen die Fähigkeit, in belastenden Situationen sein

Gleichgewicht zu wahren, was auch die Voraussetzung für ein gut funktionierendes Immunsystem ist. In diesem Finger herrscht also eine haltgebende, durchdringende und nach oben strebende Kraft.

Übung:
Setzen oder legen Sie sich hin: Umfassen Sie nun den linken Ringfinger mit den vier langen Fingern der rechten Hand, der Daumen reicht in die Mitte der linken Hand. Die Augen schließen.

Stellen Sie sich nackte Erde und Geröll in allen Formen vor, Wüste, Berge, Inseln. Was passiert, wenn Erdmassen in Bewegung kommen? – Wenn die Erde austrocknet? – Wenn die Erde ganz der heißen Sonne ausgesetzt ist? Stellen Sie sich nun fruchtbare Erde vor. Und lassen Sie langsam die Vegetation entstehen – kleine Pflanzen, große Pflanzen, viel Grün. Nun wenden Sie sich einem einzigen Samen zu, der tief in der Erde ruht. Bei jedem Atemzug regt sich in seinem Inneren etwas, bis der Samen gesprengt wird und ein Keim sich Richtung Licht ausstreckt. Gleichzeitig treibt er die Wurzeln in die Tiefe der Erde. Es wird ein Baum, der sehr langsam wächst. Sie warten geduldig und schauen zu, wie sich ganz langsam die Pflanze zu ihrer vollen Größe entwickelt. Die Zeit ist bedeutungslos. Nur das stetige Wachsen zählt. Der Baum wird jedes Jahr von neuem blühen und Früchte tragen. Wie der Baum, so wissen auch wir nicht, warum das so ist. Wie der Baum wollen auch wir uns ganz dem Leben schenken und wissen, es hat seinen Sinn, auch wenn wir das große Geheimnis wohl nie ganz ergründen können. Wie der Baum sich jedes Jahr verändert, so geht auch unsere innere Entwicklung immer weiter. Maßgebend können wir darauf einwirken, ob sie freud- oder leidvoll ist.

Halten Sie noch eine Weile still Ihren Finger fest, und spüren Sie in die strömende Wärme. Dann umfassen Sie den rechten Ringfinger und halten diesen auch noch eine Weile fest.

Zur Energie des kleinen Fingers

Das zweite Chakra, dem die Sexualität innewohnt, wird dem kleinen Finger zugeordnet. Hier geht es um die zwischenmenschlichen Beziehungen im Allgemeinen wie auch um die Partnerschaft im Besonderen. Diese Zuordnung der Sexualität entspricht dem Hatha-Yoga. Im Buddhismus wird die Sexualität dem Ringfinger zugeordnet. In ihm wohnt auch die Fähigkeit zur Kommunikation. Dass die chinesischen Heilkundigen in diesem Finger den Meridian des Herzens fanden, bestätigt die These der Yogis, die diesem Finger das Element Wasser zuordnen, und das Wasser symbolisiert den Gefühlsbereich. Freudvolle, erfüllende Beziehungen wärmen nicht nur das Herz, sondern nähren und stärken es auch. Und eine starke Herzenergie ihrerseits schenkt die Fähigkeit der Freude; das gibt uns erhabene Gefühle und hebt unsere Stimmung. Unsere Stimmungen, die immer die Summe der gegenwärtigen Gefühle sind, können mit den Wellen auf der Oberfläche eines Gewässers verglichen werden: Sie sind rhythmisch harmonisch oder heftig, oder das Wasser ist klar und sauber oder seicht, schwer und dunkel – schmutzig.

Übung:
Setzen oder legen Sie sich hin. Umfassen Sie nun den linken kleinen Finger mit den vier langen Fingern der rechten Hand, der Daumen reicht in die Mitte der linken Hand. Die Augen schließen.

> *Sie sitzen im Geiste am Meer und beobachten die Wellen – sie kommen auf Sie zu, gehen wieder zurück und verschwinden.*

Das Gleiche gilt für Ihre Gefühle, Stimmungen und auch für die Beziehungen zu den Mitmenschen. Auch das Geben und Empfangen von Liebe untersteht diesem Gesetz. Machen Sie sich bewusst, dass Sie nur so viel Liebe erhalten, wie Sie bedingungslos geben können. Das brauchen gar nicht große Taten zu sein, sondern ein wohlwollendes, warmes Herz für die Mitmenschen, für Tiere, Pflanzen, Wasser, Luft und Erde genügt vollauf. Sehen Sie im Geist einen Mitmenschen (einen bestimmten oder allgemein) glücklich, ermuntern Sie ihn, wenn nötig. Glauben Sie an seine Fähigkeiten und an seinen guten Kern. Malen Sie ganze Szenen aus, in denen er fröhlich ist und glücklich lächelt. Wenn Sie niemanden haben, der Ihnen nahe steht, dann machen Sie diese kleine Übung – vielleicht in der Straßenbahn – in Bezug auf fremde Menschen. Ich garantiere Ihnen Wunder, wenn Sie über einige Tage oder Wochen dranbleiben. Es werden Zeiten kommen, da wird Ihr Herz überschäumen vor Freude. Aber das Wichtigste ist: Sie dürfen vorerst nichts erwarten, Sie senden Ihr Wohlwollen – Ihre Liebe **bedingungslos** *aus. Haben Sie nur ein bisschen Geduld, bis die Samen keimen.*

Halten Sie noch eine Weile still Ihren Kleinfinger fest, und spüren Sie in die strömende Wärme. Dann umfassen Sie den rechten kleinen Finger und halten diesen auch noch eine Weile fest.

Mudras für Körper, Geist und Seele

Nicht im Feld und auf den Bäumen,
in den Herzen muss es keimen,
wenn es besser werden soll.
Gottfried Keller

Die folgenden Mudras werden vorwiegend zur Unterstützung der Heilung oder Linderung körperlicher Beschwerden eingesetzt. Selbstverständlich beeinflussen sie auch, besonders mit den beigefügten Visualisationen und Bejahungen, den seelisch-geistigen Bereich.

Wie bereits erwähnt, fällt keine Krankheit vom Himmel, und wenn wir meditieren und Mudras einsetzen, damit wir einfach die Krankheitssymptome oder den Schmerz wegbringen, dann treiben wir reinste Vogel-Strauß-Politik. Das kann uns kurzfristig etwas bringen, aber die Heilung ist nicht von Dauer. Wir können und sollen Mudras, Pflanzen und andere Heilmittel zur Heilung einsetzen, aber wir müssen gleichzeitig auch die Krankheit hinterfragen. *Erstens:* Was ist die wirkliche Ursache? Wir können während der Meditation unsere innere Weisheit, unser Höheres Selbst oder göttliches Licht nach der Ursache einer Krankheit fragen. Vielleicht kommt sie gar nicht so weit her, wir haben einfach das Falsche gegessen oder waren gestresst; oder wir hatten zu wenig Ruhe und überforderten damit unser Immunsystem. Negative Gefühle wie Groll, Hass, Rache, Neid, Geiz usw. machen ebenso krank, und gerade bei chronischen Erkrankungen sind sie meistens die Ursache. *Zweitens:* Welchen »Krankheitsgewinn« verschafft mir die Krankheit? In jeder Krankheit steckt auch ein Gewinn: endlich Ruhe, umsorgende Mitmenschen, Mitleid, Verantwortung abgeben und vieles mehr. Aber Zuwendung, Mitgefühl, Ruhe usw. müssen wir uns selbst im richtigen Maß zugestehen und nicht von den andern erwarten. Wir können eine Strategie entwickeln, wie wir ohne Krankheit zu unserem Krankheitsgewinn kommen. *Drittens:* Wir müssen bereit sein, alles Krankmachende loszulassen. Reinigungskuren sind darum von größter Wichtigkeit. Schon die Schamanen der Urvölker haben zu Beginn ihrer Heilungsrituale vorerst die bösen Geister ausgetrieben. Überlegen Sie, was Sie krank macht. Welche Gedanken, welche Gefühle, welche Gewohnheiten? Sind Sie bereit, diese aufzugeben? Diese Selbstanalyse, die Nachforschung, warum ich krank bin, haben meinem Leben eine ganz neue Qualität gegeben; es hat aber einiges an Ehrlichkeit und Strenge gefordert. Das ist für mich auch keine abgeschlossene Sache, sondern ein kontinuierlicher Weg zur Selbsterkenntnis. Bei aller Ehrlichkeit und Strenge – vergessen Sie aber bitte nicht die Liebe, die liebevolle Fürsorge und das Verständnis für sich selbst. Je mehr Sie versagen, umso mehr brauchen Sie Ihre Liebe.

1. Ganesha-Mudra

(der Elefant; Ganesha, die Gottheit, die alle Hindernisse überwindet)

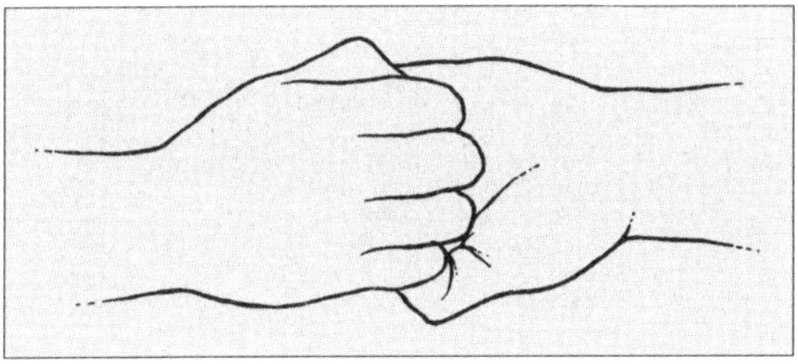

Die linke Hand wird mit der Handinnenfläche nach außen vor die Brust gehalten. Die Finger werden gekrümmt. Nun greift die rechte Hand mit dem Handrücken nach außen in die linke. Die Hände werden in der Höhe des Herzens dicht vor die Brust genommen. Während der Ausatmung werden die Hände, ohne den Griff zu lockern, kräftig auseinander gezogen. Die Muskeln der Oberarme und des Brustbereichs werden dabei angespannt. Während der Einatmung wird jede Spannung wieder losgelassen. 6-mal wiederholen und danach beide Hände in dieser Stellung liebevoll an das Brustbein legen und nachspüren. Danach die Handstellung wechseln: Die rechte Handinnenfläche zeigt nach außen und nochmals 6-mal wiederholen. Bleiben Sie danach noch eine Weile in der Stille.

Täglich einmal genügt.

Variante: Dasselbe nochmals, aber die Unterarme sind nun nicht waagrecht sondern diagonal, d. h., der eine Ellenbogen zeigt schräg nach unten und der andere schräg nach oben.

Diese Mudra stimuliert die Herztätigkeit, stärkt die Herzmuskulatur, öffnet die Bronchien und löst Verspannungen jeder Art in diesem Bereich. Sie öffnet das vierte Chakra und schenkt Mut, Zuversicht und Offenheit gegenüber den Mitmenschen.

Interessanterweise habe ich bemerkt, dass ich genau diese Geste mache, wenn ich jemandem zurede, ihm Mut machen will: »Nimm Deinen Mut zusammen – pack die Gelegenheit beim Schopf – du kannst es!« Es ist, als ob die Hände den Worten Kraft geben würden – und natürlich auch dem Herzen. Der berühmte »Urwalddoktor« Albert Schweitzer spricht das Problem nochmals auf einer anderen Ebene an, wenn er sagt: »Viel Kälte ist unter den Menschen, weil sie nicht wagen, sich so herzlich zu geben, wie sie sind.«

Weißdorn (Crataegus oxyacantha L.) stärkt das Herz.

Da die Ganesha-Mudra das Element Feuer (siehe Anhang C) aktiviert, das auf die Farbe Rot im positiven Sinne reagiert, unterstützt die folgende Visualisation die Tätigkeit des Herzens und des Kreislaufs. Sie macht Mut, den Mitmenschen mit offenem und wohlwollendem Herzen zu begegnen.

Visualisieren Sie die Farbe Rot: ein Mosaik, ein Mandala oder einen Teppich in verschiedenen Rottönen. Halten Sie nun alle Sinne eine Weile darauf gerichtet. Rot soll Ihr Herz stärken, wärmen und weiten und Ihnen den Mut zur Offenheit und Zuversicht schenken.

Bejahung: Beherzt, offen und zuversichtlich begegne ich meinen Mitmenschen.

2. *Ushas-Mudra*

(Tagesanbruch – Ursprung aller guten Dinge)

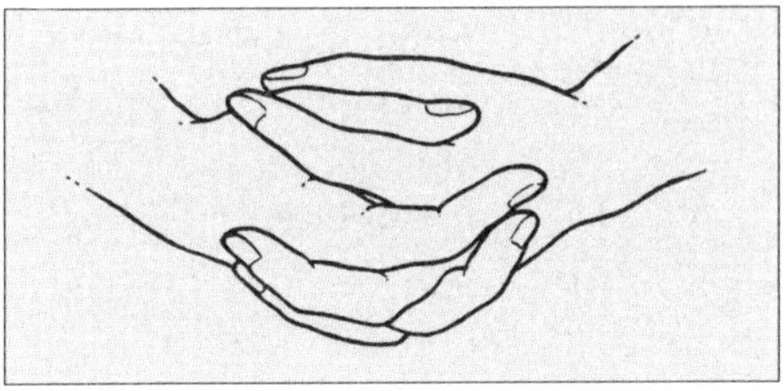

Die Finger werden ineinander verschränkt, so dass der rechte Daumen über dem linken liegt. Der linke Daumen wird mit dem rechten leicht gedrückt.

Wichtig: Frauen legen den rechten Daumen zwischen linken Daumen und Zeigefinger und drücken mit dem linken Daumen darauf.

Täglich 5 bis 15 Minuten. Diese Mudra wird so lange gehalten, bis die gewünschte Wirkung eintritt.

Egal, wie alt wir sind, es kommt immer wieder eine Zeit des Aufbruchs und des Neubeginns. So birgt das zweite Chakra, das die Sexualität und die Kreativität beinhaltet, immer auch etwas Neues, ein Geheimnis, das gelüftet werden will. Diese Mudra konzentriert die sexuelle Energie unseres zweiten Chakras und lenkt sie in die höher gelegenen Energiezentren. Sie schenkt uns geistige Frische, Lust und neue Impulse. Darüber hinaus harmonisiert sie unser Hormondrüsensystem.

Die Ushas-Mudra hilft, um morgens munter zu werden. Sie liegen also noch schläfrig im Bett und legen die verschränkten Hände an den Hinterkopf. Nun atmen Sie mehrmals kräftig und tief ein, reißen Augen und Mund weit auf und drücken dabei die Ellbogen nach hinten ins Kissen. Während der Ausatmung lassen Sie jede Spannung wieder los. 6-mal wiederholen. Sollten Sie trotzdem noch nicht richtig wach und frisch sein, dann reiben Sie die Knöchel der Fußgelenke und die Innenseite der Handgelenke so kräftig aneinander, als wollten Sie Feuersteine zum Erglühen bringen. Schließlich können Sie auch noch die Arme nach oben führen und sich kräftig durchstrecken.

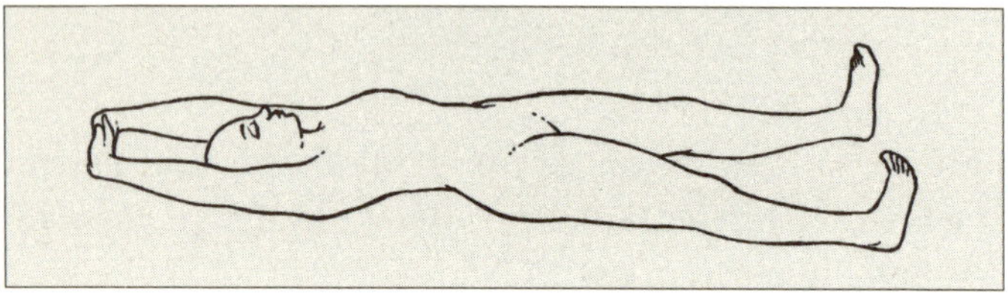

Erfrischend wirken Grüntee und Rosmarin (Rosmarinus officinalis L.).

In Ihrer Vorstellung sitzen Sie an einem guten Platz, um einen Sonnenaufgang zu genießen. Langsam geht die Sonne auf, und Sie lassen die Farben Rot, Orange und Gelb lange auf sich wirken. Diese Farben wecken und heben die Stimmung. Stellen Sie sich nun als eine Person vor, die voll jugendlicher Kraft und neuer Impulse ist und das Leben genießt; eine Person, die mit viel Liebe in die Welt geht und diese mit einem herzlichen Lächeln, guten Taten und schönen Dingen reich beschenkt.

Bejahung: Lust und Begeisterung erfüllen mich und lassen mich Großes vollbringen. Ich will das Leben in vollen Zügen genießen.

3. *Pushan-Mudra*

(dem Sonnengott Pushan, auch Gott der Ernährung, geweiht)

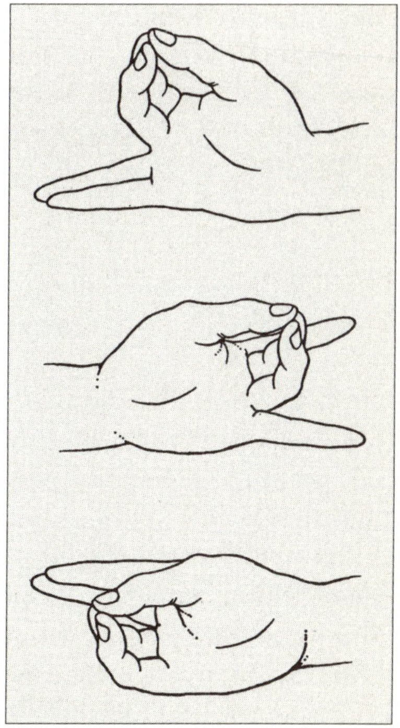

Version 1 – Rechte Hand: Daumen, Zeige- und Mittelfingerspitzen aneinander, die anderen Finger sind gestreckt.

Linke Hand: Daumen, Mittelfinger- und Ringfingerspitzen aneinander, die anderen Finger sind gestreckt.

Version 2 – Rechte Hand: Spitzen des Daumens, Ringfingers und kleinen Fingers aneinander, die anderen sind gestreckt.

Linke Hand: Gleich wie Version 1.

Diese beiden Mudras können als **Soforthilfe** eingesetzt werden oder bei chronischen Beschwerden pro Tag 4-mal 5 Minuten geübt werden.

Version 1: Diese Mudra symbolisiert mit der Geste der einen Hand das Aufnehmen, Empfangen und mit der Geste der anderen Hand das Fließenlassen, Abgeben und Loslassen. Beides sollte bei der Verdauung aufeinander abgestimmt sein. Sie beeinflusst die Energieströme, die für die Aufnahme, die Verwertung der Nahrung und die Ausscheidung verantwortlich sind. Sie vertieft die Atmung und somit auch die Aufnahme von Sauerstoff und Abgabe von Kohlendioxid in der Lunge. Sie wirkt entspannend im Solarplexus, also im Bereich des Magens, der Leber, Milz und Gallenblase, reguliert die Energien im vegetativen Nervensystem, mobilisiert die Energien der Ausscheidung und entgiftet. Sie wirkt hervorragend bei allgemeiner oder akuter Übelkeit, Seekrankheit, Blähungen und Völlegefühl nach dem Essen.

Fenchel (Foeniculum vulgare), Anis (Pimpinella anisum) und Kümmel (Carum carvi) unterstützen diese Mudra.

Version 2: Durch den Zusammenschluss der Energien von Daumen, Ring- und kleinem Finger werden der untere Verdauungs- und der Ausscheidungsprozess verstärkt aktiviert. Diese Mudra kann als allgemeine Energiepumpe bezeichnet werden. Sie stimuliert die Gehirnfunktion, was auch wissenschaftlich nachgewiesen wurde. Durch die Fingerstellung der rechten Hand wird die Energie im Beckenboden aktiviert, wie ein loderndes Feuer, das zum Glühen gebracht wird. Mit der Fingerstellung der linken Hand wird die entfachte Energie nach oben gelenkt. Jedes Organ, die Stimmungslagen und das Denken (Konzentration, Gedächtnis, Logik, Begeisterung usw.) werden dadurch positiv beeinflusst.

Während der *Einatmung* nehmen Sie Energie in Form von Licht auf, geben ihr in der Atempause Zeit und Raum, dass sie sich in Ihnen breit machen kann und transformiert wird. Während der *Ausatmung* lassen Sie die verbrauchte Energie wieder ausströmen. Mit jedem Atemzug wird es auf Ihrer körperlichen und geistig-seelischen Ebene heller und klarer.

Bejahung: Dankend nehme ich alles an, was für mich gut ist, lasse es in mir wirken, und gebe alles, was verbraucht ist, wieder ab.

4. Bronchial-Mudra

Beide Hände: Kleiner Finger an Daumenwurzel, Ringfinger an oberes Daumengelenk und Mittelfinger auf Daumenkuppe legen, Zeigefinger wird gestreckt.

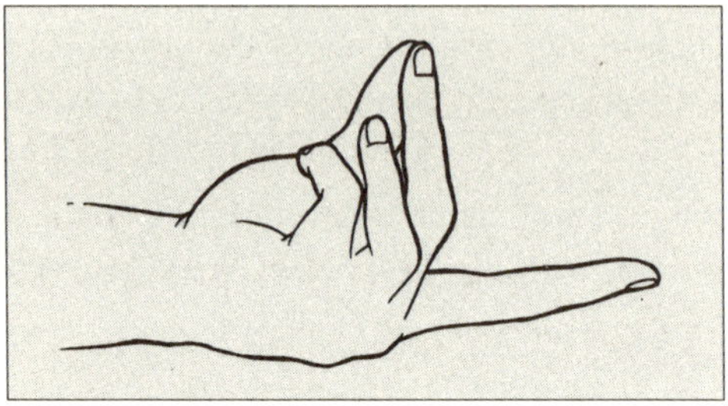

Bei einem akuten Asthmaanfall zuerst 4 bis 6 Minuten einsetzen und danach die Asthma-Mudra (Nr. 5) praktizieren, bis der Atem wieder normal ist. Für eine langfristige Behandlung halten Sie beide Mudras täglich 5-mal 5 Minuten.

Menschen mit Atemproblemen leiden oft auch an innerer Einsamkeit, Verlassenheit, sexueller Not und Trauer. Nach außen werden diese Gefühle oft erfolgreich mit Humor überspielt. Oder sie binden sich an andere, indem sie deren Verpflichtungen und Sorgen auf sich nehmen. Das verursacht natürlich viel Stress, so dass diese Menschen in Zeit- und Atemnot kommen. Da mir selbst diese Probleme nur zu gut bekannt sind, kann ich Ihnen vielleicht einen Rat geben, wie Sie aus diesem Dilemma herauskommen können: Wichtig ist, dass Sie die negativen Gefühle und Stimmungen einmal ruhig zulassen und anschauen; und machen Sie sich bewusst, dass auch diese Gefühle wie Wellen auf der Oberfläche des Wassers sind – sie entstehen und vergehen. Die Ursache solcher Gefühle ist oft eine allgemeine Schwäche, die durch eine schlechte, zu flache Atmung verursacht wird, da sich durch die falsche Atmung das innere Kraft-

und Kiwi. Dass man nicht raucht, sollte selbstverständlich sein.
- Keine Medikamente einnehmen, die das Immunsystem schwächen, wie z. B. Antibiotika.
- Genug frische Luft durch lange Spaziergänge, jede Woche etwas Yoga oder Gymnastik und ausreichend Ruhe.

Die meisten Menschen, die unter Atemnot leiden, kennen die innere Einsamkeit (zu viel Distanz zur Umwelt), oder/und sie können sich nicht abgrenzen und fühlen sich bedrängt durch Verpflichtungen und Probleme der Mitmenschen (zu wenig Distanz).

Andorn (Marrubium vulgare L.) und Schwarzkümmel (Nigella sativa) helfen bei Asthmabeschwerden.

Visualisieren Sie Bilder von großen Weiten – Meer, Wolkenhimmel, Berge. (Sie stehen auf dem Gipfel.) Nehmen Sie diese Weiten in Ihren Herz- und Lungenbereich. Während der *Ausatmung* lassen Sie die Entfernung größer und während der *Einatmung* wieder kleiner werden – auf ein für Sie stimmiges Maß. Machen Sie nun das Gleiche mit Menschen oder Verpflichtungen, die Sie belasten.

Bejahung: Ich löse mich von allem, was mich einengt, und will die neue Freiheit voll auskosten. Ich fühle mich in göttlichem Licht geborgen und von ihm getragen.

6. *Pran-Mudra*

(Lebens-Mudra)

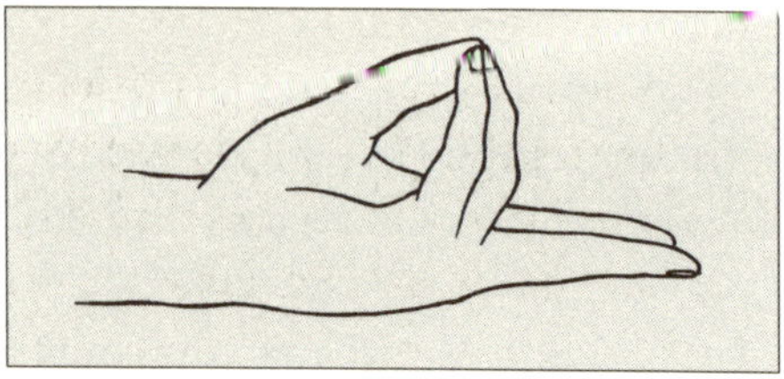

Mit jeder Hand: Die Spitzen von Daumen, Ringfinger und kleinem Finger aufeinander legen, die übrigen Finger bleiben gestreckt.

Bei Bedarf 5 bis 30 Minuten oder als Kur täglich 3-mal 15 Minuten.

Die Pran-Mudra aktiviert das Wurzelchakra (siehe Anhang D), in dem die elementare Urkraft des Menschen wohnt. Diesen Ort vergleiche ich gerne mit einem Feuer, das lichterloh brennt oder nur still vor sich hin lodert. So wie nun das Feuer gewartet wird, brennt es. Mit dieser Fingerhaltung wird die nährende Energie im Beckenboden stimuliert.

Diese Mudra erhöht also allgemein die Vitalität, reduziert Müdigkeit und Nervosität, verbessert die Sehkraft und wird auch gegen Augenkrankheiten eingesetzt. Auf der geistig-seelischen Ebene schenkt sie Durchhaltewillen und Durchsetzungskraft, ein gesundes Selbstvertrauen, den Mut zum Neubeginn und die Kraft, etwas durchzustehen. Klare Augen sind auch ein Zeichen von geistig klarem Durchblick und klarem Kopf, d. h. klar strukturierten Gedanken und Ideen.

Wenn Sie bei der Pran-Mudra den Daumen statt auf die Spitzen auf die Nägel der betreffenden Finger drücken, dann bewirkt diese Mudra laut Kim da Silva, dass rechte und linke

Gehirnhälfte gleichermaßen wirken, aktiv sind und sich gegenseitig ergänzen, was für die ganzheitliche Gesundheit sehr wichtig ist.

Nervosität ist meistens ein Zeichen von Schwäche, von zuviel Zerstreutheit und zu wenig innerem Halt. *Die Pran-Mudra, kombiniert mit bewusstem, verlangsamtem, feinem Atem, wirkt festigend und beruhigend wie ein haltender Anker.*

Passionsblume (Passiflora caerulea L.), Johanniskraut (Hypericum perforatum L.) und Hafer (Avena sativa L.) stärken das Nervensystem und bauen die Durchhaltekraft auf.

Stellen Sie sich als Baum vor; sollte Ihnen das Mühe bereiten, dann »stellen« Sie gedanklich den Baum vor sich hin. Während der *Einatmung* sehen Sie, wie die Kraft in die Wurzeln fließt und wie die Wurzeln dicker und länger werden. Während der *Ausatmung* strömt die Kraft in den Stamm und von da in die Krone und weit darüber hinaus in den Himmel, der Sonne entgegen. Je größer der Wurzelstock wird, umso gewaltiger wird auch die Krone. Das Gleiche gilt für uns, für unser Sein, Tun und Haben.

Bejahung: Ich habe einen gesunden Appetit auf die kleinen und großen Abenteuer des Lebens und verdaue die Herausforderungen voller Lust und Freude.

7. Linga-Mudra

(aufgerichtete Mudra)

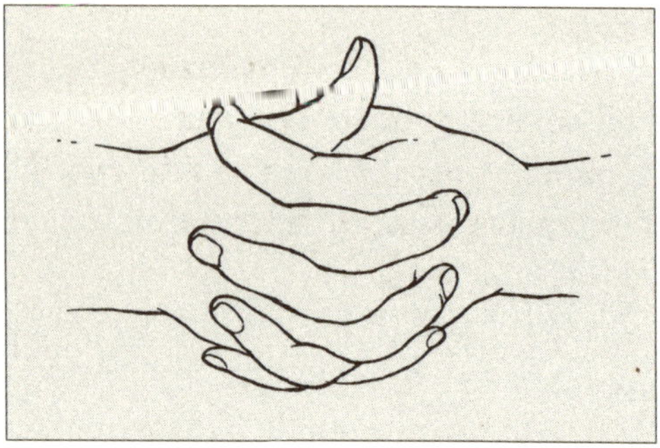

Die beiden Handflächen werden aufeinander gelegt und die Finger ineinander verschränkt, wobei ein Daumen aufrecht bleibt; dieser wird von Daumen und Zeigefinger der anderen Hand umschlossen.

Bei Bedarf oder täglich 3-mal 15 Minuten.

Diese Fingerstellung erhöht die Widerstandskraft gegen Husten, Erkältung und Brustinfektionen und löst Schleim, der sich in den Lungen angesammelt hat. Sie ist auch sehr nützlich für Menschen, die bei Wetterwechsel Atembeschwerden bekommen. Sie erhöht auch die Körpertemperatur und ist besonders geeignet für Menschen, die zu wenig Fieber entwickeln. Fieber ist sehr wichtig, da viele Bakterien im Körper erst bei einer gewissen Temperatur gekillt werden.

Die Linga-Mudra kann – so Dev Keshav – auch Übergewicht verringern, muss jedoch zu diesem Zweck mit besonderer Sorgfalt täglich 3-mal 15 Minuten durchgeführt werden. Dazu werden pro Tag mindestens 8 Glas Wasser getrunken und viele kühlende Nahrungsmittel wie Yoghurt, Reis, Bananen und Zitrusfrüchte gegessen. Wird die Linga-Mudra zu lange geübt, kann ein Gefühl von Trägheit und Lethargie entstehen. Dies ist ein Zeichen, dass die Übungsdauer verkürzt werden muss und dass mehr kühlende Nahrungsmittel und Getränke zu sich genommen werden sollten.

Um das Immunsystem anzuregen und die Körpertemperatur zu steigern, können Sie zuerst die folgende Übung mit dem stimmigen Namen »Krankheit nach hinten werfen« praktizieren; danach sitzend oder liegend die Linga-Mudra, bis Ihnen richtig heiß wird.

Grundstellung: Beine sind leicht gespreizt, die Knie etwas gebeugt und die Hände vor der Brust.
Einatmen: Arme nach hinten werfen, Kopf nach rechts drehen und sich über die Schulter schauen.
Ausatmen: Hände wieder zur Brust nehmen und Kopf nach vorn drehen.
Mindestens 10-mal wiederholen.

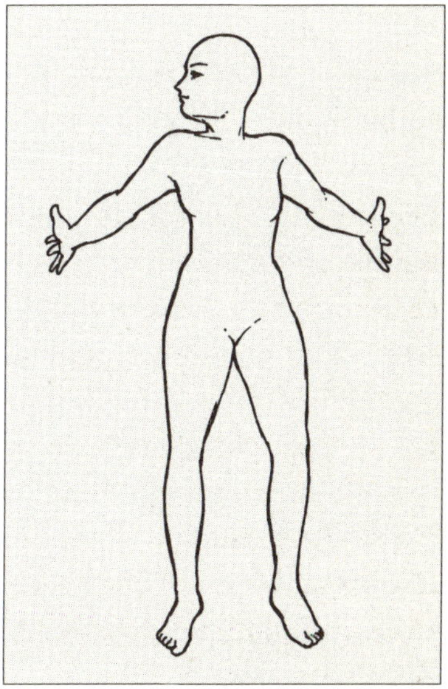

Allgemein wird der Sonnenhut (Echinacea angustifolia) zur Aktivierung des Immunsystems empfohlen.

Stellen Sie sich in Ihrem Körper ein Feuer vor, in dem Bakterien, Abfall oder unnötiger Ballast verbrennt.

Bejahung: Meine Widerstandskraft entwickelt sich von Moment zu Moment.

8. Apan-Mudra

(Energie-Mudra)

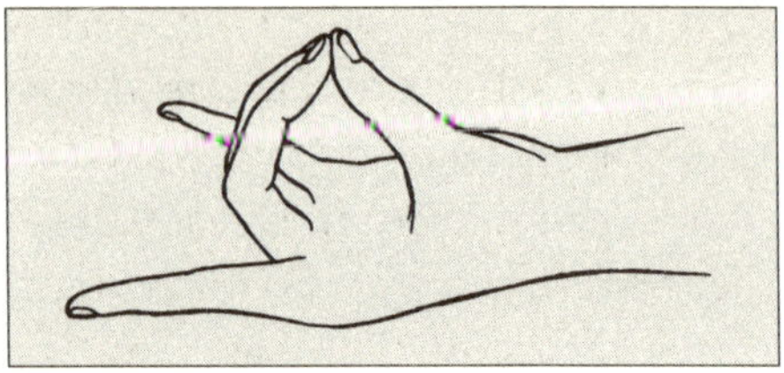

Mit jeder Hand: Daumen, Mittel- und Ringfingerspitzen aneinander legen – die anderen sind gestreckt.

Bei Bedarf 5 bis 45 Minuten oder als Kur täglich 3-mal 15 Minuten.

Diese Mudra entfernt Schlacken und Giftstoffe aus dem Körper und beseitigt Harnprobleme – so Keshav Dev.

Apan-Mudra stimuliert auch das Element Holz, dem die Energie der Leber und Gallenblase zugeordnet ist (siehe Anhang C). In diesem Element steckt auch die Kraft und die Lust des Frühlings, des Neubeginns, des Anpackens und der Gestaltung von Zukunftsvisionen.

Zusätzlich übt Apan-Mudra auf das Gemüt eine ausgleichende Wirkung aus, die weitgehend von einer gut funktionierenden Leber abhängt. Sie schenkt Geduld, Gelassenheit, Zuversicht, innere Ausgeglichenheit und Harmonie. Im geistigen Bereich erzeugt sie die Fähigkeit, Visionen zu entwickeln. All das brauchen Sie, wenn Sie in die Zukunft blicken, wenn Sie sich neuen Herausforderungen stellen und wenn sich Ihre Wünsche erfüllen sollen.

Zwei Wundermittel für Leber und Gallenblase sind die Mariendistel (Silybum marianum) und der Löwenzahn (Taraxacum officinale).

In Ihrer Vorstellung sitzen Sie in einem wunderschönen, reich blühenden Garten. Sie erfreuen sich an den verschiedenen Farben und Formen der Pflanzen. Sie stellen Beobachtungen an über das große Geheimnis der Natur – wie ein Same keimt, wie eine Pflanze wächst und blüht. Nun pflanzen Sie in ein leeres Beet etwas, das für Sie reiche Früchte tragen soll: ein Gespräch, eine Beziehung, ein Projekt usw. Stellen Sie sich vor, wie es keimt, sich weiterentwickelt, erblüht und reiche Früchte trägt. Wem kommen die Früchte zugute? Mit einem großen Dankeschön beenden Sie das Bild.

Bejahung: Ich säe meine Samen, hege und pflege sie und ernte reich – mit göttlicher Hilfe, die ich dankend annehme.

9. *Shankh-Mudra*

(Muschel-Mudra)

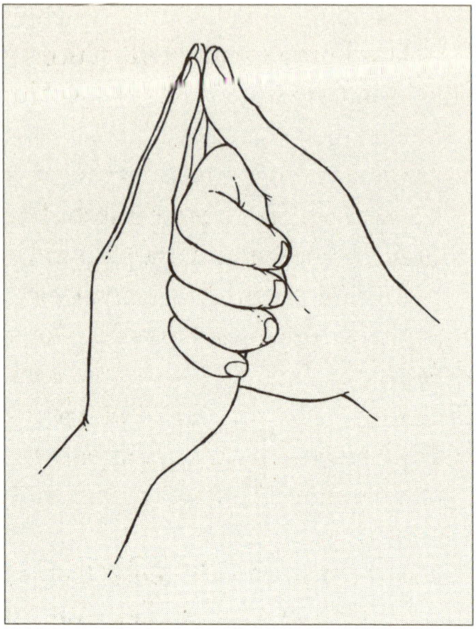

Umgreifen Sie den linken Daumen mit den vier langen Fingern der rechten Hand und berühren Sie mit dem rechten Daumen den ausgestreckten Mittelfinger der linken Hand. Die aneinander gelegten Hände erinnern an eine Muschelschale. Die Hände halten Sie vor das Brustbein.

So oft und so lange Sie wollen oder als Kur täglich 3-mal 15 Minuten.

Wenn Sie diese Mudra üben, können Sie zuerst einige Male das »OM« singen, und danach lauschen Sie noch einige Minuten nach innen, in die Stille.

Diese Mudra wird auch bei Ritualen in vielen indischen Tempeln verwendet. Dort wird morgens das Muschelhorn geblasen, um die Öffnung der Tempeltüren anzuzeigen. Dasselbe gilt für unseren inneren Tempel, in dem das göttliche Licht leuchtet. Auch er soll geöffnet werden.

Die Muschel-Mudra vertreibt jegliche Probleme in der Kehle, und durch regelmäßiges Üben, besonders wenn dabei das »OM« gesungen wird, kann auch die Stimme verbessert werden.

Sie wirkt auch sehr beruhigend und führt zur Sammlung in der Stille.

Bei Halsbeschwerden hilft Gurgeln mit Salbeitee, dem einige Tropfen Zitronensaft und etwas Honig beigegeben werden.

Lassen Sie sich zuerst durch die Mudra und das OM-Singen in eine gesammelte Ruhe bringen. Die Hände sehen Sie als Meeresmuschel und den umfassten Daumen als die ihr innewohnende Perle. Der linke Daumen wird zum Symbol des Höheren Selbst, mit dem Sie sich in Liebe verbinden und das Ihnen alle nötige Hilfe zukommen lässt oder Ihnen Zuversicht, Geborgenheit schenkt – einfach all das, was Sie brauchen.

Bejahung: Ich gebrauche Gedanken und Worte der Kraft und der Liebe, und alles, was ich denke und ausspreche, kommt zu mir zurück.

10. Surabhi-Mudra

(Kuh-Mudra)

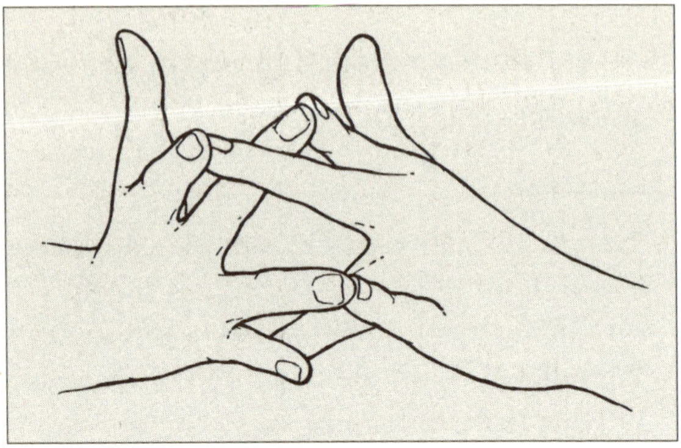

Der kleine Finger der linken Hand berührt den Ringfinger der rechten und der kleine Finger der rechten Hand den Ringfinger der linken. Gleichzeitig berühren die Mittelfinger beider Hände die Zeigefinger der anderen. Die Daumen bleiben gestreckt.

Täglich 3-mal 15 Minuten.

Surabhi-Mudra ist sehr wirksam bei Rheuma und Arthrose. Da diese Krankheiten meistens chronisch sind oder zumindest schon lange im Menschen stecken, bevor der Ausbruch bzw. die Schmerzen wahrgenommen werden, muss diese Mudra auch über eine längere Zeit hinweg geübt werden.

Bei diesen Beschwerden sollte auch auf eine gesunde und leichte Ernährung geachtet (siehe Anhang A) und viel Grüntee getrunken werden. Zusätzlich machen Sie mit der Teufelskralle (Harpagophytum procumbens DC.) dem leidigen Rheuma und Arthrose den Garaus.

Konzentrieren Sie sich zunächst vorwiegend auf die Ausatmung, und stellen Sie sich vor, wie mit jedem *Ausatmen* eine dunkle Wolke aus Ihrem Körper tritt. Diese Wolke beinhaltet verbrauchte Energie, alle Schlacken und alle Schmerzen; und besonders wichtig: Sie beinhaltet auch alle negativen Gedanken und Gefühle. Nach ca. 20 Atemzügen achten Sie zusätzlich auch auf die *Einatmung* und stellen sich vor, dass Sie dabei jedes Mal Licht aufnehmen, das Ihren ganzen Körper zum Leuchten bringt. Mit der Zeit lassen Sie Ihre ausgeatmeten Wolken heller und heller werden. Zum Schluss sind Sie von hellstem Licht durchdrungen und werden von einem Lichtmantel umgeben, der weit in die Umgebung strahlt.

Bejahung: Reinigendes Licht durchstrahlt mich und verbrennt alles, was mich bedrückt und schmerzt. Ich wünsche mir von ganzem Herzen Sauberkeit in meinem Körper, Klarheit in meinem Geist und Reinheit in meiner Seele.

11. Vayu-Mudra

(Wind-Mudra)

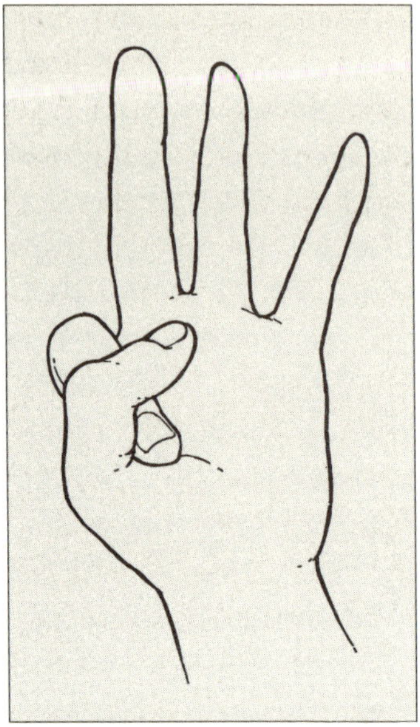

Mit jeder Hand: Beugen Sie den Zeigefinger so, dass die Fingerspitze den Daumenballen berührt, und drücken Sie dann leicht mit dem Daumen auf den Zeigefinger. Die anderen Finger sind locker gestreckt.

Bei chronischen Beschwerden täglich 3-mal 15 Minuten, ansonsten bis sie wirkt.

Diese Stellung verhindert »Wind«, d. h. Blähungen und Völlegefühl, in allen Teilen des Körpers. Die ayurvedische Medizin geht davon aus, dass sich 51 Arten von Wind im Körper befinden, die zahlreiche Störungen hervorrufen können, unter anderem Gicht, Ischias, Blähungen, Rheuma und Hand-, Hals- und Kopfzittern. Wenn Sie die Vayu-Mudra innerhalb von 24 Stunden nach dem Ausbruch einer durch Wind verursachten Störung oder Krankheit anwenden, können Sie sehr schnell mit Besserung rechnen. Bei chronischen Beschwerden sollte zusätzlich die Pran-Mudra. Nr. 6 geübt werden. Die Vayu-Mudra muss eingestellt werden, sobald die Krankheit verschwindet.

Zu viel Wind im Körper kann durch innere Verschlackungen (besonders im Darm) oder innere Verspannungen, die ihrerseits durch Erregungszustände verursacht werden, entstehen. Oft ist auch der individuelle Atemrhythmus gestört.

Als zusätzliche Maßnahme kann der »Baucheinzieher« geübt werden. Gehen Sie dazu in den Vierfüßlerstand: *einatmen* und dabei den Kopf etwas anheben, *ausatmen* und dabei den Kopf wieder senken und gleichzeitig die Bauchdecke kräftig einziehen. Während der Atempause mehrmals die Bauchdecke einziehen und wieder loslassen. Danach wieder tief einatmen, den Kopf wieder heben ... Das Ganze mehrmals wiederholen.

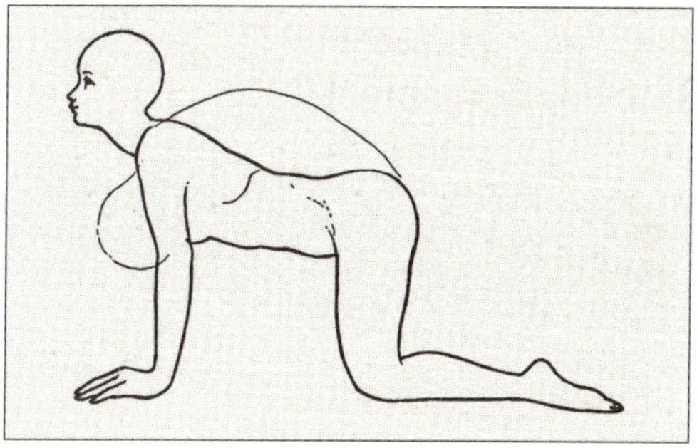

Gegen innere Verspannungen und Erregungszustände kann zusätzlich folgende Visualisation helfen:

Stellen Sie sich vor, in einem Sturm zu stehen. Während der Ausatmung blasen Sie nun all Ihre inneren Verspannungen und Schlacken in den Wind. Nun legt sich der Sturm, und auch Sie werden ruhig, indem Sie die Ausatmung langsamer und ruhiger werden lassen. Nun verlängern Sie die Pausen nach der Ein- und Ausatmung. Die Luft strömt fein in Ihre Lunge; langsam und ruhig entweicht sie wieder. Lassen Sie sich in die wohltuende Ruhe sinken – woraus sich neue Kraft entwickelt kann.

Bejahung: Ich bin allerorts und jederzeit ruhig und gelassen.

12. Shunya-Mudra

(Himmels-Mudra)

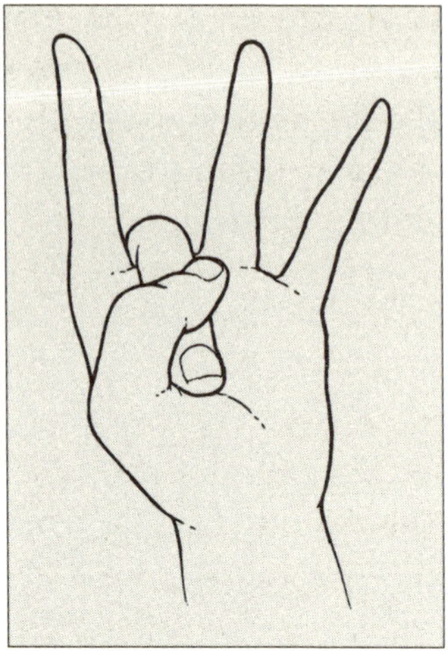

Mit jeder Hand: Beugen Sie den Mittelfinger, bis er den Daumenballen berührt, und drücken Sie den Mittelfinger mit dem Daumen leicht herunter. Die anderen Finger sind gestreckt.

Bei Bedarf oder als Kur täglich 3-mal 15 Minuten.

Dies ist eine Spezialübung gegen Ohr- und Hörprobleme. Shunya-Mudra kann Ohrenschmerzen schnell heilen und bei längerer Anwendung fast alle Ohrenkrankheiten – so Dev Keshav.

Hörprobleme haben immer auch etwas damit zu tun, dass man entweder nicht mehr hören kann oder auch nicht hören will. Das kann uns zum Segen oder auch zum Verhängnis werden. Schlechtes Hören kann uns davor schützen, dass unangenehme oder auch unliebsame Geräusche oder Informationen in uns eindringen, aber wir hören dann auch das Schöne nicht mehr. Dem Nicht-hören-Wollen liegt nicht selten eine Hartnäckigkeit zugrunde, die verhängnisvoll werden kann. So kann es uns einen Schritt weiter in ein reicheres Leben führen, wenn wir bereit sind, den Grund von Hörproblemen zu hinterfragen.

Dem Mittelfinger wird der Himmel (Äther) zugeordnet. Hier befindet sich das Tor zu den höheren Dimensionen – das Tor zum Himmel. In den alten Mythen heißt es: Wenn man in den Himmel will, bedarf es zuvor einer gründlichen Läuterung. Darum kann hier ein stilles »In-sich-Gehen« und Wiedergutmachen von alten Vergehen am Platz sein. Ich weiß, jemandem vergeben kann sehr schwer sein; aber ich weiß auch, dass Vergebung wirklich neue Tore öffnet – Tore, die ins Licht und in eine Leichtigkeit des weiteren Lebens führen. Es ist, als würden wir alte Lasten von uns werfen und wie »Hans im Glück« unseren Weg fortsetzen.

Auf ein schmerzendes Ohr kann ein Geraniumblatt gelegt werden.

Hören Sie bewusst sanfte, tragende, entspannende Musik, und lassen Sie Gedanken und Bilder kommen – die unangenehmen lassen Sie gleich wieder gehen, und die angenehmen malen Sie nach Lust und Laune weiter aus.

Bejahung: Im himmlischen Klang erkenne ich die Güte des Universums.

13. Prithivi-Mudra

(Erd-Mudra)

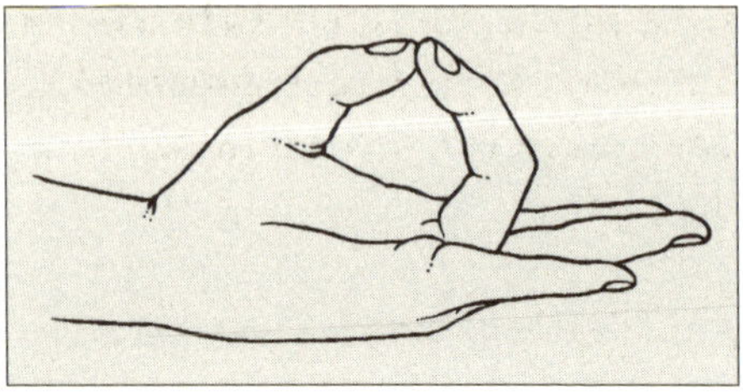

Mit jeder Hand: Legen Sie die Spitzen von Daumen und Ringfinger mit leichtem Druck aneinander. Die anderen Finger sind gestreckt.

Bei Bedarf oder täglich 3-mal 15 Minuten.

Dic Prithivi-Mudra kann ein Defizit an Energie im Wurzelchakra aufheben. Ob Sie sich psychisch oder körperlich stark und vital fühlen, hängt weitgehend von dieser Energie ab. Diese Fingerstellung verstärkt auch den Geruchssinn und ist gut für Nägel, Haut und Haar und Knochen. Wenn Sie sich beim Gehen unsicher fühlen, kann die Prithivi-Mudra das Gleichgewicht und das Vertrauen wiederherstellen. Diese Mudra aktiviert also das Wurzelchakra, in dem unsere Urkraft wohnt. Dieses Chakra können wir mit dem »Veredlungsknoten« einer Rose vergleichen: Hier steckt das Potenzial über Aussehen und Wesen der Pflanze; von hier treiben die Wurzeln in den Boden, geben der Pflanze Halt und nehmen die Nahrung auf. Von hier wächst das Kraut nach oben, um sich mit dem Licht zu verbinden, um zu blühen und Früchte zu tragen. Dieses Bild lässt sich uneingeschränkt auf den Menschen übertragen. Auch er braucht Halt und Nahrung, um zu wachsen und an einem Platz zu wirken. Der Sinn seines Lebens ist, die Verbindung mit dem Göttlichen zu erlangen, d.h., auch er richtet sich nach dem Licht aus und öffnet sich wie eine Blume, die befruchtet wird bzw. die Gnade erfährt. So kann uns diese Mudra all das schenken, was wir für ein sinnerfülltes Leben brauchen. Ich setze sie ein, wenn ich mich unsicher fühle, inneren Halt und Selbstvertrauen brauche. Außerdem werden Körpertemperatur, Leber und Magen angeregt.

Sie stehen oder sitzen auf einem Stuhl. Die Füße sind parallel, und die Fußsohlen stehen flach auf dem Boden. *Einatmen*: Sie stellen sich vor, Erdenergie durch die Fußsohlen aufzunehmen, leiten sie durch die Beine, den Rücken und den Hals in den Kopf und weit darüber hinaus in den Kosmos. Einige Sekunden halten Sie den Atem an. *Ausatmen:* Wie ein Goldregen als erneuernde Kraft sinkt die Energie zurück auf die Erde. Empfangen und Geben sind im Gleichklang. Nun stellen Sie sich im Beckenboden ein Auffangbecken vor und lassen den Energieregen ins Becken fließen. Mehrmals wiederholen.

Bejahung: Die Kraft der Erde schenkt mir sicheren Halt, Durchsteh- und Durchsetzungsvermögen, Selbstvertrauen und Selbstsicherheit. Die Kraft des Kosmos schenkt mir Begeisterung, Lust und Freude.

14. Varuna-Mudra

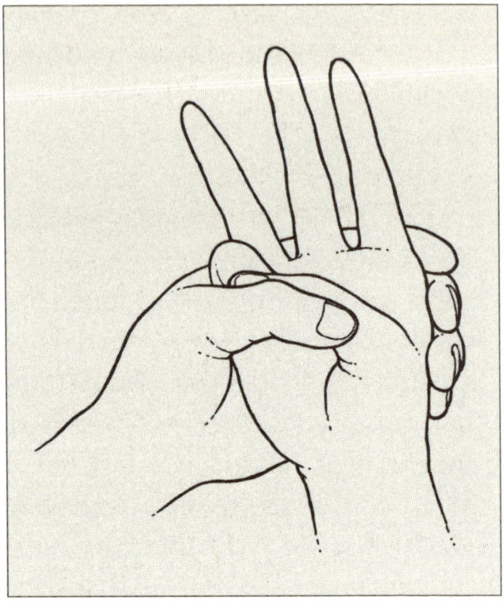

(Varuna ist der Gott des Wassers)

Beugen Sie den kleinen Finger der rechten Hand, bis die Spitze den Daumenballen berührt; legen Sie den Daumen der rechten Hand darauf. Drücken Sie leicht mit dem linken Daumen auf die Finger. Die linke Hand umschließt dabei die rechte leicht von unten.

Bei Bedarf oder 3-mal täglich 45 Minuten.

Keshav Dev sagt dazu: Die Varuna-Mudra sollte immer dann durchgeführt werden, wenn sich im Magen oder in der Lunge zu viel Schleim oder Sekretion ansammelt.

Verschleimungen können sich in den Stirnhöhlen, in der Lunge und im ganzen Verdauungstrakt vom Magen bis zum Dickdarm einnisten. Die meisten allergischen Reaktionen sind letztendlich Verschleimungen, die durch bestimmte Reizstoffe ausgelöst werden. Wenn man Schnupfen hat, dann hat man auch sonst »die Nase voll«. Bei mir stimmt das hundertprozentig, und seit ich das erkannt habe, kann ich auch etwas dagegen tun (ich reduziere mein Arbeitspensum und meine Verpflichtungen). Verschleimungen, egal wo sie im Körper auftreten, haben auch etwas mit überreizten Nerven, inneren Spannungen und Unruhe zu tun, ausgelöst durch Überlastung, Zeitnot, Ärger oder Angst.

Neben dem Praktizieren der Varuna-Mudra muss also immer auch eine neue Lebensplanung vorgenommen werden. Meistens ist es gut, wenn die Mitmenschen mit einbezogen werden. Die Aufgaben und Verpflichtungen müssen vielleicht neu an Partner, die Kinder und die Eltern verteilt werden. Menschen, die unter Verschleimungen leiden, sind oft zu verantwortungsbewusst und meinen, alles hänge von ihnen ab oder sie müssten alles allein machen.

Gegen Verschleimungen hilft Meerrettich, den Sie auch als Salat essen können.

Vorerst kann die Vorstellung von fließendem, lauwarmem Wasser, das alle Verpflichtungen wegschwemmt, sehr befreiend wirken. Alles, was belastet, »bachab« gehen zu lassen, kann ein wunderbares Gefühl auslösen. Stellen Sie sich vor, unter einem kleinen Wasserfall zu stehen, und lassen Sie alles, was an Ihnen haftet, innerlich und äußerlich, vom Wasser wegwaschen. Sehen Sie, wie eine braune Brühe von Ihnen wegfließt, und genießen Sie die neue Sauberkeit – innere Freiheit und Leichtigkeit. Denken Sie nun eine Weile über Ihre Aufgaben nach. Wo können Sie etwas verändern? Wo könnten Sie sich entlasten? Wo könnten Sie um Hilfe fragen?

Bejahung: Ich habe immer die Möglichkeit, etwas loszulassen, nach einer Lösung zu suchen und etwas zu verändern.

15. Bhudi-Mudra

(Flüssigkeits-Mudra)

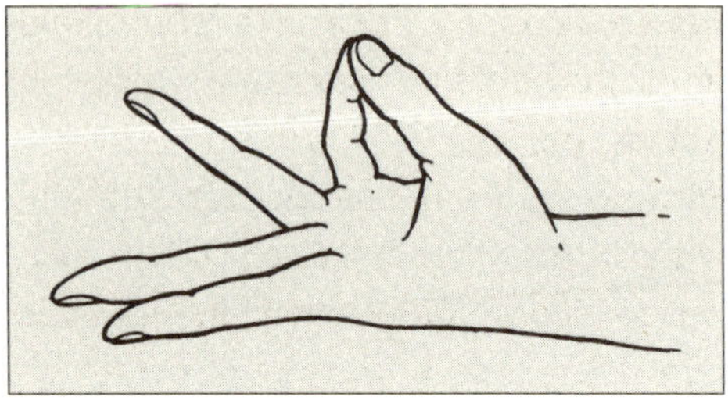

Mit jeder Hand: Sie legen die Spitzen von Daumen und kleinem Finger aneinander, die anderen Finger sind locker gestreckt.

Bei Bedarf oder als Kur täglich 3-mal 15 Minuten.

Die Flüssigkeit im Körper macht weit über die Hälfte des Körpergewichts aus, und die Bhudi-Mudra hilft, das Gleichgewicht im Flüssigkeitshaushalt neu aufzubauen oder zu erhalten. Sie kann bei trockenem Mund, zu trockenen und brennenden Augen oder Störungen im Nieren- und Blasenbereich eingesetzt werden. Sie verbessert auch den Geschmackssinn.

Die Bärentraube (Arctostaphylos uva-ursi L.) heilt Blasenentzündungen, und die Goldrute (Solidago virgaurea L.) wirkt bei Nierenbeckenentzündungen.

Die Meinungen der Ärzte gehen weit auseinander, wenn es darum geht, wie viel der Mensch trinken soll. Es ist sicher nicht gut, zu wenig zu trinken, aber wohl ist einem auch nicht, wenn man zu viel trinkt (auch wenn es nur Wasser ist). Mir ist wohl, wenn ich pro Tag ca. 1–1½ Ltr. Flüssigkeit zu mir nehme. Seit einiger Zeit trinke ich das Wasser, verbunden mit einem Ritual, und das tut mir besonders gut. Auf die Idee brachte mich folgendes: *Erstens:* Nach uraltem Brauch wird das Wasser für einen bestimmten Zweck vor Gebrauch beschworen bzw. gesegnet. Neuere Forschungen haben ergeben, dass das Wasser tatsächlich die Energie von Gedanken und Worten aufnehmen und speichern kann. *Zweitens:* Wasser kann energetisch schwach oder stark aufgeladen sein. Das kommt auf die Bewegung an, die im Fließen entsteht. In einem natürlichen Bächlein, wo das Wasser durch die Steine von Seite zu Seite geleitet wird (nicht geradeaus wie in einem Rohr), ist der Energiepegel erheblich höher. Darum rühre ich das Wasser im Glas immer eine Weile in Form einer Acht. *Drittens* und wahrscheinlich das Wichtigste: Ich verbinde mich bewusst mit dem Göttlichen, nehme sein Element ehrfurchtsvoll und dankbar an. Bevor ich das Wasser trinke, nehme ich also das Glas in beide Hände vor meine Brust, spreche meine Affirmation, und danach bleibe ich einige Augenblicke in der Stille. (Wenn Sie Leitungswasser verwenden, informieren Sie sich bitte vor Ort über die Qualität Ihres Wassers.)

Sie stellen sich ein klares Bergbächlein vor, das lustig vor sich hinplätschert. Sie tauchen Ihre Füße oder Hände hinein und lassen sich liebkosen. Sie schöpfen mit hohlen Händen, trinken das köstliche Nass und lassen sich erfrischen. Dabei sprechen Sie 3-mal:

Bejahung: Der große Geist, der dem Wasser innewohnt, reinigt, erfrischt und stärkt Körper, Geist und Seele.

16. Apan Vayu-Mudra

(auch Lebensretter genannt: Erste Hilfe bei Herzattacken)

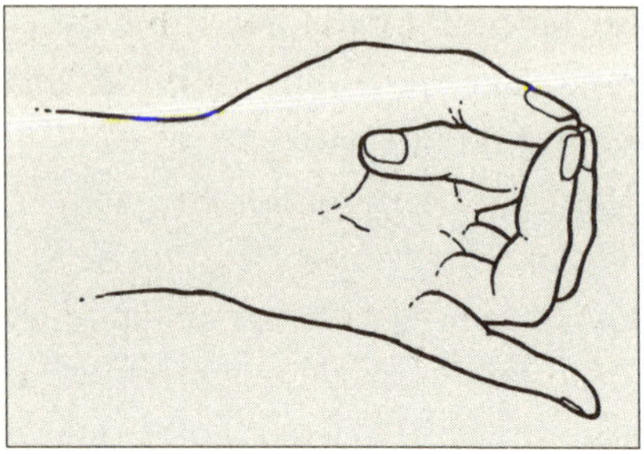

Mit jeder Hand: Der Zeigefinger wird gebeugt, seine Spitze berührt den Daumenballen. Gleichzeitig berühren die Spitzen von Mittel- und Ringfinger die Daumenspitze. Der kleine Finger wird ausgestreckt.

Bei Bedarf, bis sich die Wirkung einstellt, oder als Kur täglich 3-mal 15 Minuten.

Diese Fingerhaltung kann Erste-Hilfe-Funktion haben, wenn sie bei den ersten Anzeichen einer Herzattacke angewandt wird – so Keshav Dev. Sie reguliert viele Herzkomplikationen. Im Notfall kann sie sogar schneller wirken, als wenn man Nitro (das gebräuchlichste Sofortmittel) unter die Zunge gibt.

Herzattacken und auch chronische Herzbeschwerden fallen nicht aus heiterem Himmel, sondern sind ein Hinweis, dass der Lebensstil neu überdacht und geplant werden muss. (Große Erfolge erzielte diesbezüglich das Ornish-Progamm[9].) Diese Mudra kann auch zur allgemeinen Heilung und Stärkung des Herzens eingesetzt werden.

Herzkranke sind oft von ihren Verpflichtungen so sehr eingebunden, dass sie das äußerlich »Sinnlose« nicht mehr wahrnehmen – es fehlt die Muße. Auch die Ruhe vertragen sie schlecht, immer muss etwas los sein, sei es, dass sie sich bei der Arbeit oder in der Freizeit so sehr für etwas oder jemanden einsetzen, dass für die eigenen Bedürfnisse kein Raum mehr ist. Dabei sind es gerade die ruhigen Augenblicke, die die Seele nähren. Lassen Sie sich für das folgende Bild viel Zeit – auch wenn Sie fast keine haben. Vielleicht hören Sie dabei etwas Musik – Musik, die in Ihnen ein Gefühl der Leichtigkeit erzeugt.

Entspannung im Herzen bringen auch Vitamin E in Weizenkeimen, Magnesium und Melisse (Melissa officinalis L.).

Stellen Sie sich in Ihrem Herzen eine rote Rosenknospe vor. Immer wenn Sie ausatmen, öffnet sich ein Blatt, bis schließlich die Blüte ganz offen ist. Die Blätter bilden nun eine Rosette, und mit jedem Atemzug wird die Rosette etwas größer, bis die Blume überdimensional groß auf Ihrer Brust liegt. Sie können sogar das Gewicht spüren. Wie sich Ihre Brust beim Atmen rhythmisch hebt und senkt, so bewegt sich auch Ihre Blume. Vielleicht können Sie sich sogar den Duft der Rose vorstellen.

Bejahung: Ich habe die Zeit und die Muße, das Schöne zu beachten und die Ruhe zu genießen.

17. Rücken-Mudra

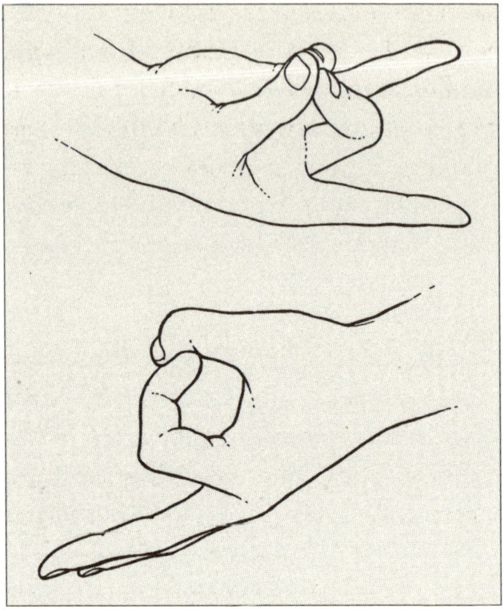

Rechte Hand: Daumen, Mittel- und kleiner Finger zusammen, Zeigefinger und Ringfinger sind gestreckt.

Linke Hand: Daumenglied auf Zeigefingernagel.

Täglich 4-mal 4 Minuten, oder bei akuten Beschwerden so lange, bis sich die Wirkung einstellt.

Diese Mudra wirkt hauptsächlich, wenn jemand mit schwachem Rücken einer Tätigkeit nachgegangen ist (z. B. Garten- oder Reinigungsarbeit), die den Rücken zu sehr beansprucht hat, und derjenige sich dadurch schmerzende Verspannungen eingehandelt hat oder wenn man zu lange und falsch gesessen ist. Rückenschmerzen können die verschiedensten Ursachen haben. Ablagerungen und Abnutzungen haben die meisten Menschen, aber schmerzhaft müssen diese nicht sein. Schmerzen können auch von einem kranken Organ, dessen Nervenbahnen in die Wirbelsäule verlaufen, verursacht werden. Andauernde geistige Überforderung, Ängste, zu schweres Essen, zu wenig Schlaf und/oder zu wenig Bewegung sind weitere Schmerzverursacher.

Diese Mudra kann in einer rückenentlastenden Stellung (siehe folgende Abbildung) noch besser wirken. Halten Sie dabei das Kinn etwas angezogen, damit der Nacken lang gedehnt ist.

Diese kleine Spannung wirkt bis ins Kreuz. In dieser Stellung sind nach nur 20 Minuten die Bandscheiben wieder optimal genährt, der Stoffwechsel ist wieder in vollem Gang. Vielleicht können Sie diese Übung während der Mittagspause sogar im Büro machen, dann überstehen Sie den ganzen Tag schmerzfrei. Von großer Bedeutung ist auch, was Sie dabei denken, darum sind Bild und Bejahung besonders wichtig in dieser Stellung.

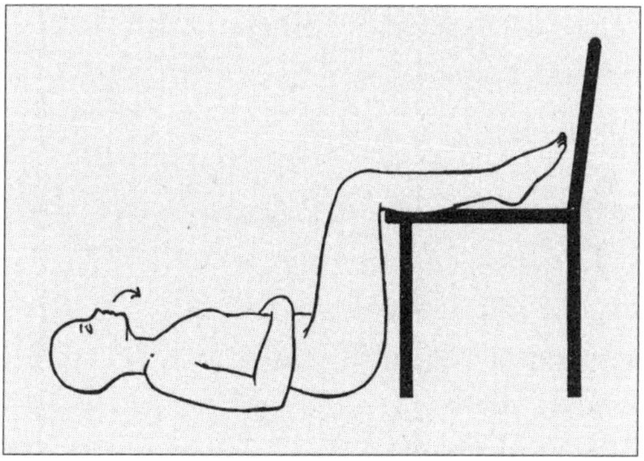

Wärmend und entspannend bei Rückenschmerzen wirkt eine Massage mit Johanniskrautöl, Olivenöl oder Mohnblütenöl.

Sie sind gedanklich an einem Ort, der Ihnen gut tut – wo Sie sich wohl fühlen. Sie sind allein oder mit Menschen zusammen, die Ihnen Kraft geben und Freude machen. Oder Sie gehen einer Beschäftigung oder Sportart nach, die Sie begeistert. Oder Sie können auch einfach den Atem beobachten und darauf achten, dass Sie gedanklich nicht abschweifen.

Bejahung: Mein Rückgrat ist stark, mein Rücken ist breit, und ich fühle mich innen und außen geschützt und gestützt.

18. Kubera-Mudra

(dem Gott des Reichtums, Kubera, gewidmet)

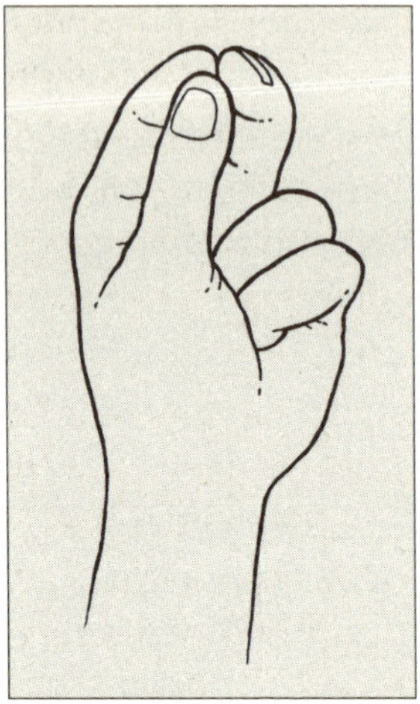

Mit jeder Hand: Sie legen die Spitzen von Daumen, Zeige- und Mittelfinger aneinander. Die anderen zwei Finger liegen in der Handmitte.

Die Kubera-Mudra kann für die verschiedensten Angelegenheiten eingesetzt werden. Es kommt nicht darauf an, wie lange sie praktiziert wird, sondern mit welcher Intensität. Viele kennen sie als die »Drei-Finger-Technik« aus dem Alpha-Training[10] und benutzen sie, wenn sie etwas Bestimmtes suchen: einen freien Parkplatz, ein bestimmtes Kleid, das richtige Buch, die nötige Auskunft usw. Andere setzen sie ein, wenn sie der Planung ihrer Zukunft mehr Kraft geben wollen. Es geht immer um Ziele, die man erreichen will, oder Wünsche, die sich erfüllen sollen. Man gibt mit den geschlossenen drei Fingern einer Sache oder/ und einem Gedanken zusätzlich Kraft. Es ist einleuchtend, dass etwas passiert, wenn die Finger von Mars (Durchschlagskraft), Jupiter (Grandiosität, überschäumende Freude) und Saturn (Fixierung auf das Wesentliche und neue Tore durchschreiten) sich zusammentun. Diese Mudra im Alltag gezielt einzusetzen macht echt Spaß. Zusätzlich schenkt sie auch innere Ruhe, Zuversicht und Gelassenheit.

Die Praxis ist einfach: Sie formulieren innerlich Ihren Wunsch oder Ihr Ziel ganz klar, befragen Ihr Herz, ob es für Sie gut ist und Ihrem innerlichen und äußerlichen Reichtum entgegenkommt und ob es die Umwelt bereichert. Nun legen Sie die drei Finger aneinander, sprechen 3-mal laut im positiven Wortlaut Ihren Wunsch aus und drücken dabei jedes Mal die Finger. Fertig! Geht es um einen Parkplatz oder ein neues Kleid, dann ist die gedankliche Vorarbeit nicht so wichtig, aber ansonsten gibt es keine Abkürzung. Die folgende Meditation und die Bejahung sollten einige Tage oder Wochen täglich 1- bis 2-mal gemacht werden. Diese Mudra wirkt Wunder – da spreche ich aus Erfahrung.

Die Kubera-Mudra öffnet und entschleimt (reinigt) die Stirnhöhlen, besonders wenn Sie dabei während der Einatmung die Luft hochziehen, als wollten Sie den Duft einer Blume wahrnehmen.

Malen Sie sich im Geiste Ihr Ziel, Ihre Zukunft oder Ihren besonderen Wunsch in allen Farben aus. Entwickeln Sie dabei ein Gefühl, als ob es schon Wirklichkeit wäre. Der Gedanke ist die zeugende Kraft, der Vater; das Gefühl ist die formgebende Kraft, die Mutter. Auch bei den Pflanzen brauchen die großen länger, bis sie ihre volle Blüte erreichen – so ist es auch mit den Zielen und Wünschen. Dass wir natürlich das Unsrige auch dazu beitragen müssen, ist selbstverständlich.

Bejahung: Ich gebe mein Bestes, und den Rest lass ich mir schenken.

19. Kundalini-Mudra

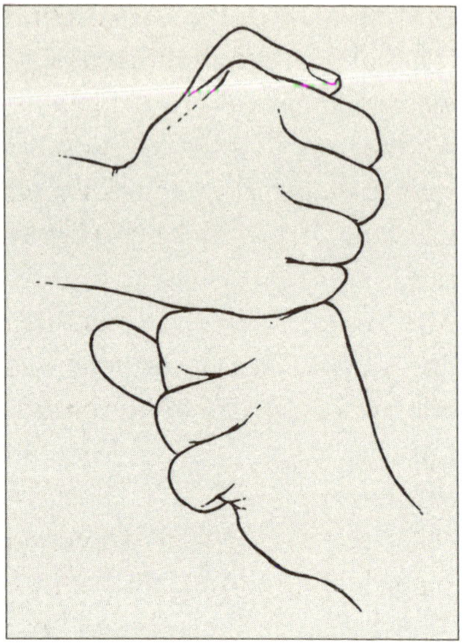

Machen Sie mit beiden Händen lockere Fäuste. Nun strecken Sie den linken Zeigefinger aus und stecken ihn von unten in die rechte Faust. Die rechte Daumenkuppe legen Sie auf die linken Zeigefingerspitze. Halten Sie die Mudra so tief wie möglich vor Ihren Bauch.

Bei Bedarf bis die gewünschte Wirkung eintritt oder über längere Zeit 3-mal täglich 5 Minuten.

Die Form der Kundalini-Mudra macht es deutlich: Es geht um die sexuelle Kraft, die geweckt oder aktiviert werden soll. Es geht hier um die Vereinigung des Männlichen und Weiblichen, der zwei Gegenpole; aber hauptsächlich geht es dabei um die Vereinigung der individuellen Seele mit der kosmischen. Die vier umschließenden Finger der rechten Hand symbolisieren die äußere, wahrnehmbare Welt, der linke Zeigefinger unseren Geist und unsere Seele und der Daumen das Göttliche.

Vielleicht noch einige Worte zur Sexualität, die im Tantra-Yoga als spirituelle Praxis eine wichtige Rolle spielt. Wichtig ist zu wissen, dass die Geschlechtsorgane auf die Stimmungslage des Menschen eine große Wirkung ausüben, und darum ist es sehr wichtig, dass diese Organe gesund sind. Wir sollten auch wissen, dass sich die Lust auf Sex im Laufe des Lebens verändert. Wenn man keine sexuelle Lust hat, aber sich ansonsten wohl fühlt, dann ist das auch ganz in Ordnung und normal.

Wenn aber die Lust da ist, dann sollte man ihr nachgeben, mit dem Partner oder allein. Das ist sogar sehr wichtig, weil die Sekretion, die dabei ausgeschüttet wird, eine reinigende Funktion hat. Bakterien, Pilze usw., die sich in der Vagina einnisten, werden dann zersetzt und ausgeschwemmt. Viele Menschen werden krank, weil sie den natürlichen Bedürfnissen des Körpers nicht nachgeben oder weil sie sich Stress machen, indem sie den Körper zur Lust zwingen wollen.

Als Prophylaxe gegen Frauenleiden hilft Frauenmantel (Alchemilla xantochlora) oder gegen krampfartige Menstruationsbeschwerden Gänsefingerkraut (Potentilla anserina L.).

So, wie die Sexualität eine wunderbare Sache ist, Freude macht und immer auch die Lebensgeister weckt, so kann auch der Anblick der blühenden Natur – die Bestäubung kann auch als ein sexueller Akt betrachtet werden – wieder neue Vitalität und Begeisterung vermitteln. Wandern über blühende Wiesen, an sprudelnden Bächen und duftenden Hecken vorbei, über Bergalmen, das ist eine nährende Köstlichkeit für alle Sinne. Schwelgen Sie richtig in diesen inneren Bildern; und vielleicht nehmen Sie sich bald wieder einmal Zeit, diese Wanderungen auch in der äußeren Welt zu genießen.

Bejahung: Ich liebe das Schöne, und das Schöne liebt mich.

20. *Ksepana-Mudra*

(Geste des Ausgießens und des Loslassens)

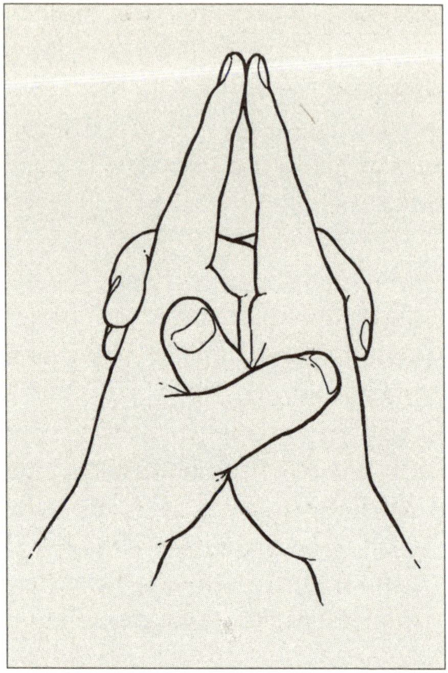

Die Zeigefinger liegen flach aneinander, die übrigen Finger sind verschränkt, und die Fingerkuppen liegen auf dem Handrücken. Die Daumen sind gekreuzt und liegen in der Daumengrube. Zwischen den Händen ist ein kleiner Hohlraum. Die Zeigefinger zeigen im Sitzen zum Boden oder im Liegen Richtung Füße. Beide Hände sind ganz entspannt.

Nur 7 bis 15 Atemzüge lang diese Mudra halten und sich auf den Ausatem konzentrieren. Dabei 3-mal tief aufseufzen. Danach die Hände mit nach oben gedrehten Handtellern auf die Oberschenkel legen.

Die Ksepana-Mudra regt die Ausscheidung durch Dickdarm, Haut (Ausdünstung) und Lungen (verbesserte Ausatmung) an und scheidet verbrauchte Energie aus. Sie darf nicht zu lange gehalten werden, da nach einigen Atemzügen auch frische Energie zum Abfließen gebracht wird. Sie begünstigt auch das Auflösen von Verspannungen jeder Art.

Wenn man sich inmitten vieler Menschen befindet, nimmt man auch oft viel zu viel negative Energie auf, besonders wenn der eigene Energiepegel zu niedrig ist. Diese Mudra begünstigt das Abfließen von verbrauchter oder negativer Energie und danach die Neuaufnahme von frischer und positiver Energie.

Gelegentlich wirkt auch eine Schwitzkur reinigend, besonders wenn eine Grippe im Anzug ist. Nach einem warmen Bad legen Sie sich ins Bett und trinken 2 bis 3 Tassen Lindenblüten- oder Holunderblütentee.

Sie visualisieren folgendes Bild: Sie sitzen auf einem erhöhten Stein in oder an einem Bach und halten die Mudra. Während Sie ausatmen, quillt aus jeder Hautpore Schweiß, so viel, dass richtige Rinnsale aus Ihnen in den Bach fließen. Zum Schluss waschen Sie sich mit dem kühlenden Wasser des Baches. Wenn Sie danach die Hände auf die Oberschenkel legen, wenden Sie sich der wärmenden Sonne zu, lassen sich trocknen und sind wieder offen für die frische Energie, die Sie beim Einatmen von neuem erfüllt.

Bejahung: Alles Verbrauchte in Körper, Geist und Seele fließt von mir ab, und alles, was mich erfrischt, nehme ich dankend auf.

21. Rudra-Mudra

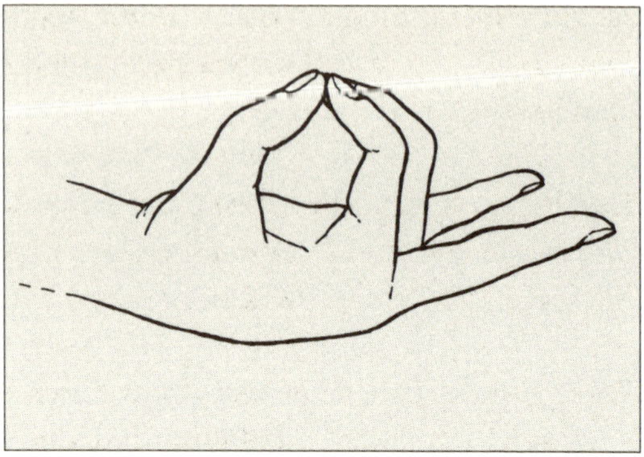

(Herrscher des Solarplexuschakra)

Mit jeder Hand: Sie legen die Spitzen des Daumens, des Zeige- und Ringfingers aneinander. Die übrigen Finger sind locker gestreckt.

Bei Bedarf oder täglich 3- bis 6-mal 5 Minuten.

Wenn Sie sich vorstellen, dass Sie in der Mitte, also in der Nabe eines Rades sitzen, kann sich das Rad drehen, soviel es will, Sie werden davon nicht betroffen. Wenn Sie aber das Zentrum verlassen und sich auf eine Speiche oder auf den Rand setzen, dann werden Sie Ihre ganze Kraft einsetzen müssen, um den Halt nicht zu verlieren. Das gilt für alle Lebenssituationen. Wenn wir nicht zentriert sind, also »außer« uns sind, dann schafft das Spannungszustände jeder Art. Die einen haben Verspannungen im Magen, andere im Nacken oder im Rücken, im Becken, in der Brust.

Die zentrierende Kraft wird nach der Fünf-Elementenlehre dem Erdelement (siehe Anhang C) zugeteilt, das die Energie von Magen, Milz und Bauchspeicheldrüse regiert. Die Rudra-Mudra stärkt das Erdelement und dessen Organe. Sinkt das Ki (chinesische Bezeichnung für Urenergie) durch eine geschwächte Erdenergie deutlich ab, dann wird auch der Kopfbereich zu wenig damit versorgt. Dies bewirkt, dass sich der Mensch schlapp, schwer, nach unten gezogen oder sogar schwindlig fühlt. Diese Schwäche kann mit dieser Mudra gelindert oder ganz beseitigt werden.

Die Rudra-Mudra kann auch gegen Herzbeschwerden, Schwindel, Organsenkungen und allgemeine Erschöpfungszustände eingesetzt werden.

Engelwurz (Angelica officinalis Hoffm.) stärkt das vegetative Nervensystem und Wermut (Artemisia absinthium L.) ist das Magenmittel aus dem Kräutergarten.

Das folgende Bild zentriert Ihren Geist durch die Konzentration auf einen Punkt, erhöht dadurch die Kraft der Zentriertheit und stärkt Körper, Geist und Seele:

Sie sehen in Gedanken eine weiße Leinwand vor sich. Darauf zeichnen Sie mit einem Kohlestift ein Wagenrad – den äußeren Rand, den inneren Rand und die Speichen, die den inneren Rand mit dem äußeren verbinden. Die Nabe hat die Form eines Vierecks. Ganz in der Mitte sehen Sie einen gelben Punkt. *Einatmend* lassen Sie den gelben Punkt auf sich zukommen und lassen ihn immer größer und leuchtender werden. *Ausatmend* wird er wieder kleiner und geht zurück in die Nabe. Mit Ihrer Vorstellung sind Sie immer ganz auf die Mitte ausgerichtet.

Bejahung: Ich ruhe in meiner Mitte und schöpfe Kraft und Freude aus meiner Mitte.

22. *Garuda-Mudra*

(Garuda, der mystische Vogel)

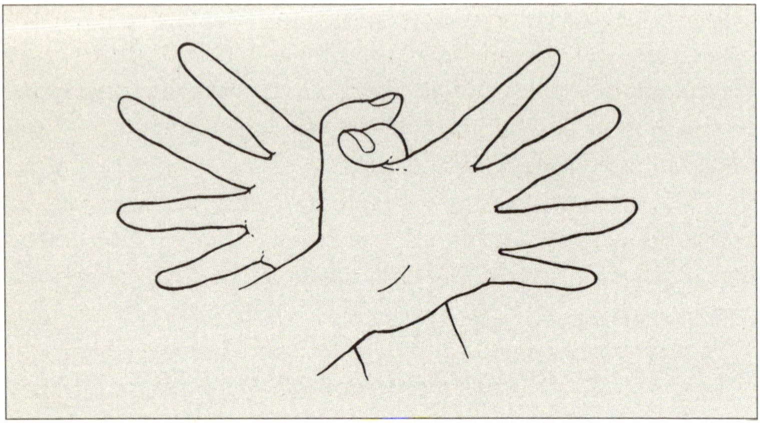

Legen Sie zuerst die Hände, die rechte auf der linken, mit eingehakten Daumen auf den Unterbauch. Sie bleiben so ca. 10 Atemzüge und rutschen dann mit den Händen zum Nabel. Sie bleiben wieder ca. 10 Atemzüge. Danach legen Sie die Hände auf die Magengrube, bleiben wieder … Zum Schluss legen Sie die linke Hand auf das Brustbein, drehen die Hände Richtung Schultern und spreizen die Finger.

Bei Bedarf oder täglich 3-mal 4 Minuten.

Garuda, der König der Vögel, der Lüfte, Feind der Schlangen und das Reittier Vishnus ist ein kraft- und machtvolles Tier. Vögel haben im Allgemeinen scharfe Augen, einen ausgeprägten Orientierungssinn und starken Überlebensinstinkt. Große Vögel haben eine so gewaltige Spannweite und so viel Kraft in den Flügeln, dass sie sich von der Luft tragen lassen können.

So ist auch die Garuda-Mudra sehr kraftvoll und sollte gut dosiert eingesetzt werden. Diese Mudra aktiviert die Durchblutung, den Kreislauf, belebt die Organe und gleicht die Energien beider Körperseiten aus. Ob im Becken- oder Brustbereich, sie belebt und stimuliert. Sie entspannt und lindert Schmerzen bei Menstruationsbeschwerden, Magenverstimmung, Atembeschwerden. Bei hohem Blutdruck ist zur Vorsicht geraten. Sie hilft auch bei Erschöpfungszuständen und Stimmungsschwankungen.

Ein Wundermittel für die Durchblutung und den Kreislauf ist Arnika (Arnica montana).

Versuchen Sie, sich ein Leben als großer Raubvogel (nicht als armes Mäuschen) vorzustellen. Sie segeln elegant und leicht durch die Lüfte und sehen die Landschaft (Ihr Leben) aus einer gewissen Distanz. Die Berge (Ihre Herausforderungen) sehen Sie als das, was sie sind (nicht zu hoch und nicht zu niedrig), und Sie sehen auch die günstigsten Wege, um diese zu überwinden. Sie haben den klaren Blick des Raubvogels und können Wesentliches von Unwesentlichem unterscheiden. Sie holen sich nicht mehr oder weniger als das, was Sie brauchen, und leben so zufrieden und in Einklang mit Ihrer Umgebung.

Bejahung: Ich bin innerlich frei, hole mir, was mir zusteht, und lebe im Einklang mit meiner Welt.

23. *Suchi-Mudra*

(die Nadel)

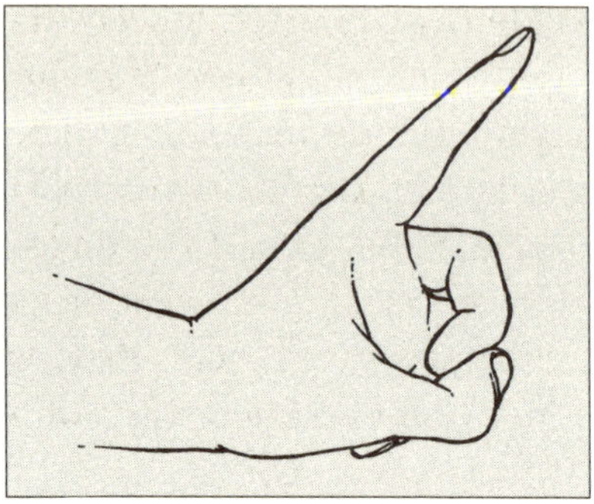

Zuerst werden beide Hände zu Fäusten geballt und vor die Brust gehalten (Grundhaltung). Nun wird mit der Einatmung der rechte Arm nach rechts und der Zeigefinger nach oben gestreckt. Danach wird der linke Arm nach links gestreckt. Diese Spannung 6 Atemzüge lang halten und wieder in die Grundhaltung kommen. Dasselbe nun zur anderen Seite. 6-mal auf beiden Seiten wiederholen.

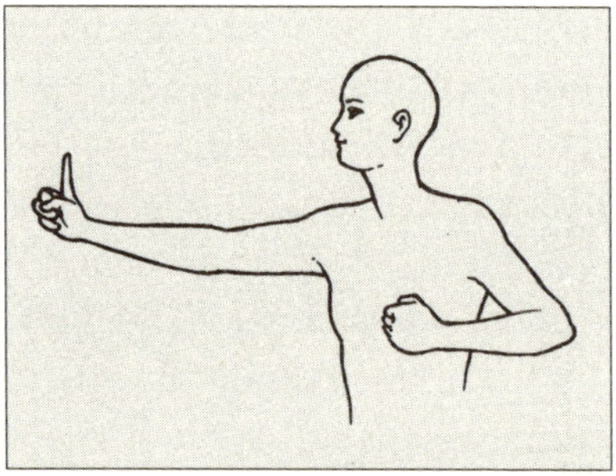

Bei schwerer chronischer Verstopfung 4-mal täglich, bei leichter Verstopfung morgens und mittags 6- bis 12-mal wiederholen. Auf Reisen oder in akuten Fällen jeden Morgen vor dem Aufstehen 5 bis 10 Minuten gemütlich im Bett praktizieren und danach noch einige Minuten die Mudra Nr. 24 halten. Die Suchi-Mudra hilft oft schon das erste Mal. Wer sie morgens um 7 Uhr macht, kann noch vor 9 Uhr wunderbar sein »Geschäft« verrichten.

Den Yogis war die tägliche Ausscheidung schon immer ein großes Anliegen. Unwohlsein, Gehässigkeit, Ungeduld, Jähzorn, alles festhalten wollen – die Ursache für diese unangenehmen Gefühle ist oft ein voller und gestresster Darm.

Gegen Verstopfung hilft Faulbaum (Rhamnus frangula).

Sehen Sie sich im Geist als großzügigen Menschen, als einen Menschen, der gerne schenkt – bedingungslos schenkt –, der einen angemessenen Teil seines Geldes weise und großzügig verteilt; der auch sich und seinen Mitmenschen vergeben kann; der alte Vorurteile und andere Hirngespinste über die Schultern werfen kann und neue Erfahrungen zu machen wagt, der in den neuen Tag als neuer Mensch mit neuem Elan steigt. Lassen Sie diese innere Vorstellung in der äußeren Welt noch mehr wahr werden.

Bejahung: Ich bin jederzeit bereit, alles Verbrauchte in Körper, Geist und Seele loszulassen und abzugeben.

24. Mushti-Mudra

(Faust)

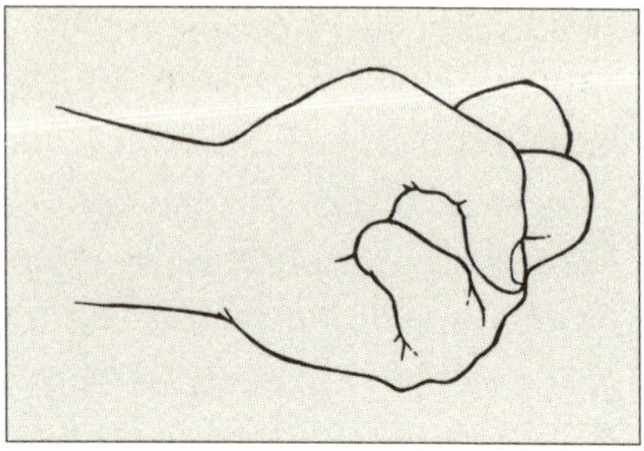

Mit jeder Hand: Die Finger nach innen beugen und den Daumen über den Ringfinger legen.

Bei Bedarf oder täglich 3-mal 15 Minuten.

Die Mushti-Mudra aktiviert die Leber- und Magenenergie, fördert die Verdauung und hilft gegen Verstopfung.

Wenn wir jemandem die Faust zeigen, versteht der andere diese Geste und wird darauf mit Schrecken, Flucht oder Gegenangriff reagieren. Das Problem wird aber dadurch kaum gelöst sein. Darum sind auch Aggressionen leider so in Verruf geraten und viele Menschen verdrängen sie so weit, dass diese gar nicht mehr wahrgenommen werden. Jede Aggression sofort wild auszuleben ist sicher nicht gut, sie aber zu verdrängen auch nicht. Wir können sie weitgehend vermindern, wenn wir deren Ursache kennen. Es gibt die blinde Wut und den heiligen Zorn; dazwischen liegen Welten. Die Ursache vieler körperlicher Beschwerden, wie z. B. Leberschwäche, Verdauungs- oder Verstopfungsprobleme, Verspannungen, Herzbeschwerden usw., sind verdrängte oder unkontrollierte Aggressionen. Die meisten Aggressionen beruhen auf dem »Nicht-nein-sagen-Können«, sich nicht abgrenzen können, sich in die Enge treiben lassen usw. **Das Grundübel ist die Angst.**

Wenn Aggressionen aufsteigen, dann sollten sie in absehbarer Zeit herausgelassen werden: kräftige Fäuste machen und damit

Kissenboxen, Joggen, Stampfen, Tanzen oder auch Putzen. Danach sollte nach der Ursache geforscht und eine Strategie entwickelt werden, wie die Auslöser der Aggressionen behoben werden können. In einem ruhigen Gespräch kann vieles bereinigt werden.

Das Kraut gegen Stress, wie wissenschaftlich nachgewiesen wurde, ist die Taigawurzel (Eleutherococcus senticosus Maximowicz).

Stellen Sie sich Szenen vor, in denen Sie sich zu ängstlich oder zu aggressiv verhalten. Nun gestalten Sie die Szenen so, wie Sie gerne möchten. So können Sie beispielsweise das Neinsagen üben oder wie Sie einem Vorgesetzten, Ihrem Partner oder Ihren Eltern gegenübertreten. Aber das Neinsagen allein bringt nicht viel, arbeiten Sie im Geist vernünftige Lösungsvorschläge aus. Ob Sie ein Wochenende oder eine Arbeitsumstrukturierung planen, Sie können dabei Ihre klare Vorstellungskraft trainieren und Ihre Phantasie wecken; und bald wird Ihr Leben noch farbiger und reicher.

Bejahung: Ich bin in jeder Situation ruhig und gelassen.

25. *Matangi-Mudra*

(Matangi – Gottheit der inneren Harmonie und der königlichen Herrschaft)

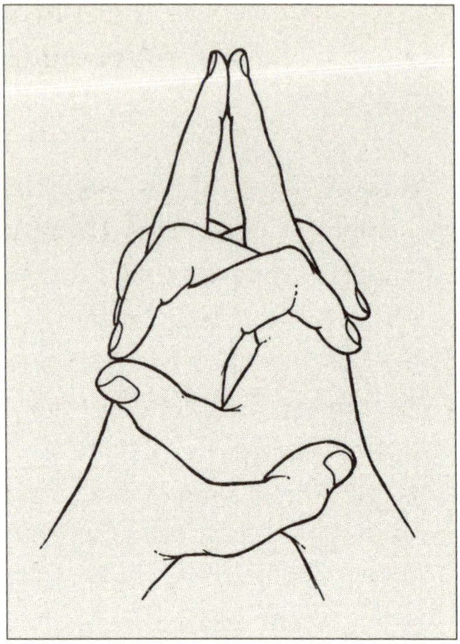

Die Hände vor dem Solarplexus (Magenbereich) falten, beide Mittelfinger aufstellen und aneinander legen. Die Achtsamkeit auf den Atem im Solarplexus bzw. Magenbereich richten.

Bei Bedarf oder 3-mal täglich 4 Minuten.

Diese Mudra verstärkt den Atemimpuls im Solarplexus und gleicht die Energien in diesem Bereich aus. Sie stimuliert das Element Holz, das für den Neubeginn steht, und das Element Erde, das dem Leben Tiefe gibt. Von der Matangi-Mudra profitieren Herz, Magen, Leber, Zwölffingerdarm, Gallenblase, Milz, Bauchspeicheldrüse und Nieren. Ein erregtes Herz wird deutlich ruhiger und innere Spannungen (z. B. diverse Krämpfe oder Völlegefühl), welche die Verdauung beeinträchtigen, werden aufgelöst. Laut Kim da Silva löst diese Mudra auch diffuse Kieferschmerzen und -verspannungen.

Lavendel (Lavandula angustifolia Miller) und Eisenkraut (Verbena officinalis) sind Kräuter der Ruhe und Harmonie.

Grün und Gelb sind die Farben im Bereich des Solarplexus. Gelb erhellt das Gemüt und regt den Geist an. Grün ist die

Farbe der Harmonie. Jeder braucht einen Ort, an den er sich jederzeit zurückziehen kann. Den können wir in unserem Inneren schaffen. Wenn wir dahin ohne Verkehrsmittel kommen, belasten wir zudem die Umwelt nicht und sparen erst noch Zeit.

Stellen Sie sich eine gelbe Wüste vor, in der Sie sich eine wunderschöne grüne Oase, einen Ort der Harmonie und Freude erschaffen. Es ist Ihr persönlicher Rückzugsort, und Sie gestalten ihn ganz nach Ihren Vorlieben und Bedürfnissen. Hier finden Sie wieder zu sich selbst. Sie werden ruhig, still, und Ihre Seele findet Frieden.

Bejahung: Ruhe, Stille, Frieden erfüllen mich ganz und gar.

26. Mahasirs-Mudra

(große Kopfmudra)

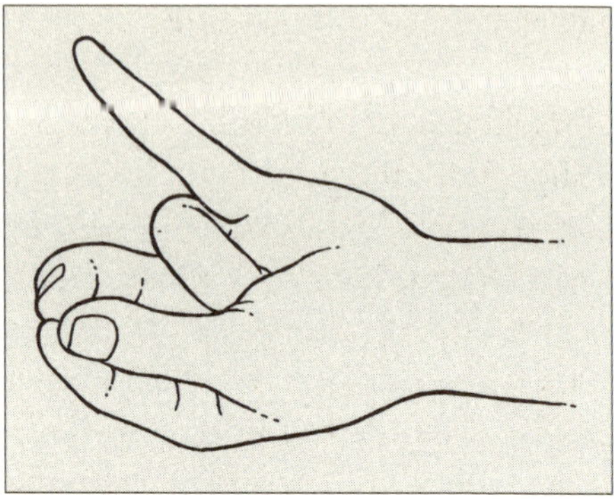

Mit jeder Hand: Daumen-, Zeige- und Mittelfingerspitze aneinander, Ringfinger in Daumenfalte und den kleinen Finger gestreckt halten.

Bei Bedarf oder täglich 3-mal 6 Minuten.

Kopfschmerzen haben die verschiedensten Ursachen und können kaum mit einer einzigen Mudra sofort und für immer zum Verschwinden gebracht werden. Oft sind Wettereinflüsse oder Verspannungen in den Augen, im Nacken, Rücken oder Becken schuld; oder man hat Probleme mit den Nebenhöhlen oder der Verdauung. All das kann ein Zuviel an verbrauchter Energie im Bereich des Kopfes geben und zu Spannungen im Kopf führen, die Schmerzen verursachen. Um Spannungen im Kopf aufzulösen, ist es wichtig, dass Sie grundsätzlich nicht an den Kopf denken, sondern das Bewusstsein in einen anderen Körperteil (Bauch, Füße oder Hände) lenken. Die Mahasirs-Mudra gleicht die Energie aus, wirkt spannungslösend und beseitigt Verschleimungen in den Stirnhöhlen.

Wenn Sie etwas Zeit haben, um sich hinzulegen, dann probieren Sie doch auch die zusätzlichen Maßnahmen gegen Kopfschmerzen aus: Sie tauchen einen Waschlappen in Wasser mit etwas Essig, legen sich hin, und legen den Lappen um die Füße. Fußsohlen, Fußrücken und Zehen sind gut eingepackt. Nun massieren Sie zuerst den Nacken rauf und runter, indem Sie

Zeigefinger und Mittelfinger kräftig in die Nackenmitte pressen, dann massieren Sie Ihre beiden Stirnhöcker und formen danach mit den Fingern die Mahasirs-Mudra.

Zusätzlich kann Tee aus Weidenrinde (Salix alba), Wiesenkönigin (Filipendula ulmaria) oder Mutterkraut (Chrysanthemum parthenium) getrunken werden. Um einer beginnenden Migräne vorzubeugen, kann ein Einlauf gemacht werden.

Stellen Sie sich vor, es würden, während Sie ausatmen, Energiewellen vom Kopf durch den Nacken, den Rücken, die Arme und Beine nach unten fließen und durch Hände und Füße entweichen. Nach einer Weile stellen Sie sich einen klaren, kühlen, reinen und leichten Kopf vor. Streichen Sie zum Schluss das Gesicht mit gespreizten Fingern aus, und lassen Sie es sich noch eine Weile wohl sein.

Bejahung: Ich habe einen freien, leichten, klaren und kühlen Kopf.

27. *Hakini-Mudra*

(Hakini – Gottheit des Stirnchakras)

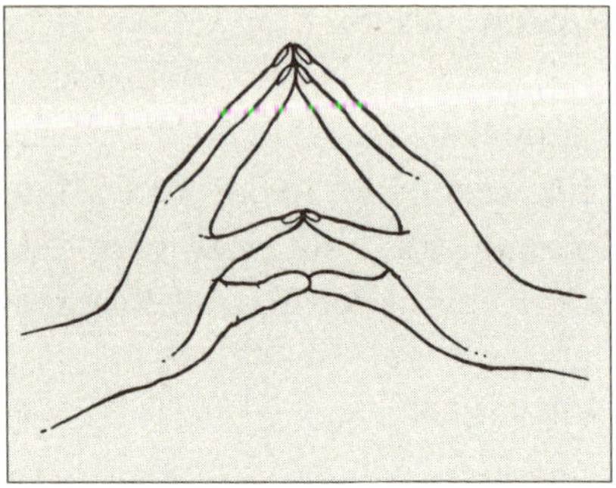

Alle Fingerspitzen aufeinander legen.

Die Hakini-Mudra kann immer praktiziert werden.

Wenn Sie sich an etwas erinnern möchten oder den roten Faden wieder finden wollen, dann legen Sie die Fingerspitzen aneinander, richten die Augen nach oben, legen die Zungenspitze während der Einatmung an den Gaumen, und während der Ausatmung lassen Sie die Zunge wieder fallen und machen so einige tiefe Atemzüge – fast sofort fällt Ihnen das Gewünschte wieder ein. Auch wenn Sie sich für längere Zeit auf etwas konzentrieren müssen, gute Einfälle gebrauchen könnten, Gelesenes behalten möchten, wird Ihnen diese Mudra von Nutzen sein. Halten Sie zusätzlich bei geistiger Arbeit die Füße nicht gekreuzt, und sitzen Sie mit dem Blick nach Westen ausgerichtet. Diese Mudra kann wahre Wunder vollbringen, und Sie sollten sie immer im Hinterkopf haben, um sie im Notfall einzusetzen.

Wissenschaftlich ist diese Fingerstellung gut erforscht; so wurde festgestellt, dass sie die Zusammenarbeit der rechten und linken Gehirnhälfte fördert. Sie wird heute auch in Gedächtnistrainings- und Managementkursen empfohlen. Der Zugang zur rechten Gehirnhälfte, wo auch das Gedächtnis gelagert ist, soll damit geöffnet werden können. Auch die Atmung verbessert und vertieft sich durch diese Mudra, und davon profitiert auch das Gehirn. Um die Gehirnenergie neu aufzuladen, können Sie zusätzlich auch Mula-Bandha (siehe S. 190) üben oder auch Duftessenzen einsetzen: Zitrone, Rosmarin, Basilikum, Ysop.

Laut Kim da Silva baut die Hakini-Mudra die Energie der Lunge auf. Wird der Fingerkontakt um einen Finger verschoben, indem der rechte Zeigefinger auf dem linken Daumen, der rechte Mittelfinger auf dem linken Zeigefinger liegt usw., wird die Energie des Dickdarms aktiviert.

Für die Lunge wächst das Lungenkraut (Pulmonaria officinalis L.).

Sie können Ihre Konzentration ebenfalls fördern und neue Geisteskraft sammeln, wenn Sie Ihren Blick und Ihre Gedanken über eine längere Zeit an ein Objekt oder eine erholsame Tätigkeit binden. Auch die folgende Übung geht in diese Richtung:

Stellen Sie ca. 1 Meter entfernt ein Objekt vor sich hin, z. B. eine brennende Kerze, eine Frucht oder einen Stein. Sie schauen ohne zu blinzeln so lange wie möglich auf das Objekt. Nun schließen Sie die Augen und versuchen sich das Objekt weiter vorzustellen. Lassen Sie jeden aufkommenden Gedanken, der sich nicht direkt auf das Objekt bezieht, sofort wieder los. Halten Sie die Konzentration, solange Sie können.

Bejahung: Konzentration ist meine Stärke.

28. *Tse-Mudra*

(Übung der drei Geheimnisse)

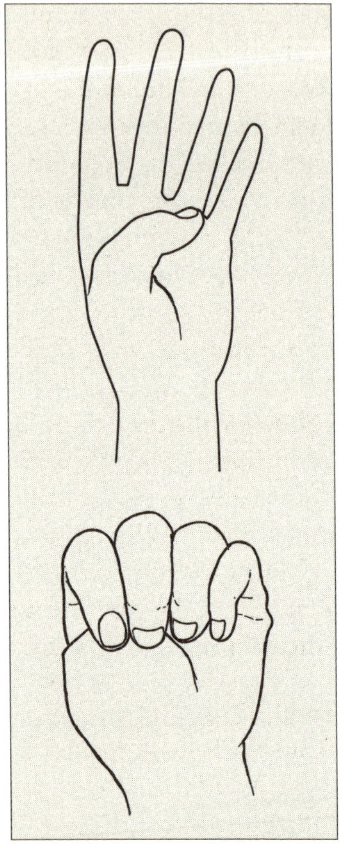

Beide Hände auf die Oberschenkel legen. Daumenspitze an die Wurzel des Ringfingers legen. Die vier Finger umschließen langsam den Daumen, dabei atmen Sie langsam durch die Nase ein. Den Atem anhalten und »dabei 7-mal im Kopf den Ton OM bilden, die Schwingung des Tons im rechten Ohr hören«[11]. Langsam wieder ausatmen, dabei die Bauchdecke kräftig einziehen, die Hände wieder öffnen und sich dabei vorstellen, dass die Sorgen, die Ängste und das Unglück den Körper wieder verlassen.

Diese Übung 7- bis 49-mal wiederholen, mindestens aber 7-mal – so sagen es die taoistischen Mönche.

Kim Tawm, ein Kenner der chinesischen Medizin, schreibt dazu: »Es ist überliefert, dass diese Mudra Traurigkeit verscheucht, Furchtsamkeit mindert, Missgeschick und Unglück abwendet und Depressionen überwindet. Sie ist dafür bekannt, dass sie den persönlichen Magnetismus und die intuitiven und geistigen Kräfte steigert.«[12]

Interessanterweise habe ich genau diese Handstellung (Daumen in der Faust) vor vielen Jahren in meinen dunkelsten Stunden automatisch gemacht, wenn ich mich lebensmüde und tieftraurig auf mein Sofa verkrochen habe. Heute ist mir klar, dass viele Depressionen durch die Schwäche des Elements Wasser (siehe Anhang C) bzw. der Organe Nieren und Blase verursacht werden. Dieses Element kann tatsächlich durch gezielte Atemübungen, wie beispielsweise oben beschrieben, wieder aufgebaut bzw. aufgeladen werden wie eine Batterie.

Bei Depressionen erhält man oft einen Rat der lieben Umwelt: Du musst an der frischen Luft spazieren gehen, turnen, Yogaübungen machen usw. Aber oft fehlt dazu die Kraft (ich verstehe das – ich weiß, was das heißt). Da man aber überall und immer sowieso atmen muss, auch in tiefster Depression, kann man doch wenigstens den Atem vertiefen (siehe S. 26 f.) und die Tse-Mudra praktizieren. Danach recken und strecken Sie sich kräftig durch. Das wirkt Wunder!

Ein weiteres Wundermittel gegen Depressionen ist ganz gewöhnliches Wasser – viel Wasser trinken und viel Duschen. Johanniskraut (Hypericum perforatum L.) und Borretsch (Borago officinalis) sind die Kräuter gegen Depressionen.

Sie sitzen in Gedanken nah am Meer, Ihre Füße werden von den Wellen sanft umspült. Sie atmen tief die erfrischende Meeresluft ein, halten den Atem einige Sekunden an und atmen langsam wieder aus. Sie spüren nun einen leichten Regen und wie das warme Nass all Ihre Traurigkeit und Sorgen abspült. Danach wenden Sie Ihr Gesicht der Sonne zu und lassen durch die Poren der Haut Licht und Wärme einströmen. Sie lassen sich trösten und neue Zuversicht und Freuden schenken.

Bejahung: Ich lasse mich erfüllen von Licht, Leichtigkeit und göttlicher Freude.

29. *Vajra-Mudra*

(Geste des feurigen Donnerkeils)

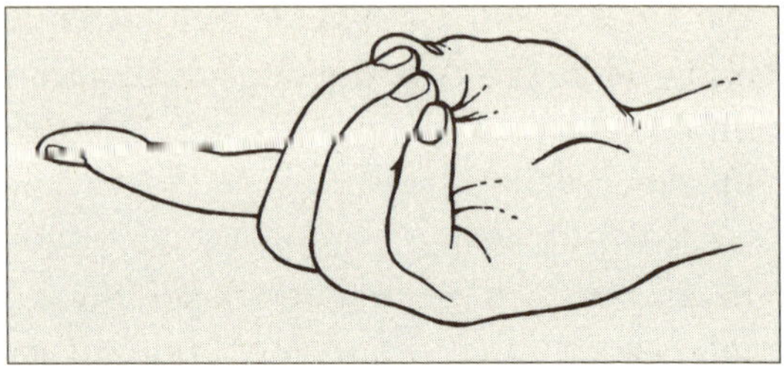

Mit jeder Hand: Daumen an die Seite des Mittelfingernagels drücken, Ringfinger an die andere Seite des Mittelfingernagels und den kleinen Finger an die Seite des Ringfingernagels legen, Zeigefinger wird gestreckt.

Bei Bedarf einsetzen oder täglich 3-mal 5 Minuten.

Zusätzlich kann noch das Massieren der Nasenwurzel, der Stirnmitte, des Hinterkopfs und des Nackens mit dem Mittelfinger Hilfe bringen.

Ein zu niedriger Blutdruck oder eine Schwäche im Erdelement (siehe Anhang C), dem die Energie von Magen, Milz und Bauchspeicheldrüse zugeordnet wird, oder ein schwaches Herz können den Kreislauf schwächen. Antriebsschwäche, Schlappheit und Schwindel sind die Folge.

Mit der Vajra-Mudra kann der Kreislauf in Schwung gebracht werden. Auch die Rück- und Seitenbeugen des Yoga (siehe S. 198 bzw. 202) aktivieren die betreffenden Energien. Forsches Ausschreiten oder das Hören von beschwingter oder aufpeitschender Musik (z. B. von Ludwig van Beethoven die Hammerklaviersonate und die 1., 2., 5. oder 7. Sinfonie; von George Gershwin das Klavierkonzert in F-Dur; Jazz oder Rock'n' Roll, Marschmusik, Techno usw.) geben ebenfalls neuen Antrieb.

Weiter kann das Übergießen der Handgelenke mit heißem oder kaltem Wasser helfen.

Vorsicht: Antriebsschwäche kann auch von körperlicher oder geistig-seelischer Übermüdung kommen, dann ist Ruhe und Erholung angesagt und nicht der Einsatz irgendwelcher Aufputschmittel.

Die großen Muntermacher aus der Natur sind Arnika (Arnica montana) und Rosmarin (Rosmarinus officinalis).

Stellen Sie sich eine feurige, glühende Kugel in Ihrem Becken vor. Mit jedem Einatmen steigt Ihre Feuerkugel die Wirbelsäule hoch, zu Ihrem Herzen, durch den Hals bis in den Schädel. Die Kugel erhitzt Ihren Körper und Ihre Vitalität, wärmt Ihr Herz und erhellt Ihren Geist.

Bejahung: Mit freudigem Herzen will ich den heutigen Tag genießen.

30. Bhramara-Mudra

(die Biene)

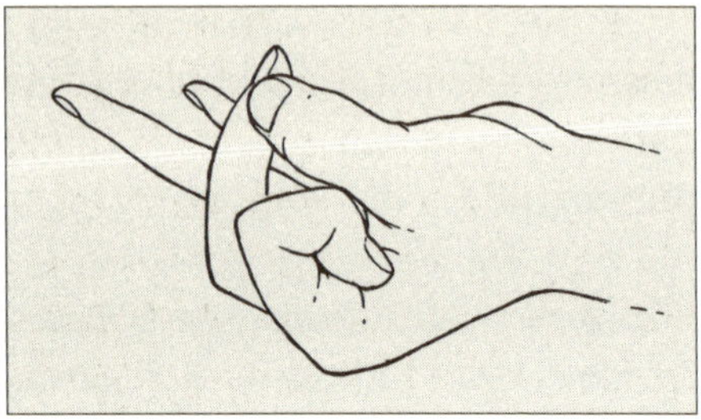

Mit jeder Hand: Zeigefinger in die Daumengrube und Daumenspitze an die Seite des Mittelfingernagels legen. Ring- und kleiner Finger sind gestreckt.

Täglich 4-mal 7 Minuten. Wenn mehr Zeit vorhanden ist, kann die Bhramara-Mudra täglich bis 8-mal ca. 20 Minuten gehalten werden.

Der Name dieser Mudra stammt aus dem indischen Tanz und stellt die Biene dar. Wir wenden heute Bienenprodukte gegen Allergien an, und diese Mudra bewirkt dasselbe. Interessant!

Die Ursache der Allergien ist ein geschwächtes Immunsystem und/oder eine in Mitleidenschaft gezogene Darmflora. Zum Beispiel schädigen Antibiotika und viele andere Medikamente die Darmflora. Die Auswirkung davon sind Verschleimungen in den Stirnhöhlen, Bronchien und im Darmtrakt, ganz zu schweigen von den verschiedensten Ausschlägen. Wetterwechsel, Pollen und Tierhaare sind nur Auslöser, aber nicht die Ursache. Bei mir wechselten früher Asthma und Allergien einander regelmäßig ab. Heute lebe ich beschwerdefrei, weil ich die Ernährung umgestellt habe und meine Lebensgewohnheiten änderte. Allergiker sollten wenig oder besser gar kein Fleisch, keine Tomaten, Peperoni, Kiwi oder Erdbeeren essen und keine Milch trinken.

Zur Stärkung des Immunsystems helfen regelmäßige Yogapraxis, Joggen und Wandern. Stressabbau und genug Ruhe sind ebenfalls wichtig. Eine Sanierung der Darmflora kann in Form einer Kur mit Heilerde gemacht werden. Sehr wirksam ist auch ein Einlauf. Das ist gar nicht so kompliziert: Man hängt den Wasserbehälter oberhalb der Badewanne auf, füllt ihn mit lauwarmem Salbei- oder Kamillentee, kniet im Vierfüßlerstand (siehe S. 99) in die Badewanne, führt das Schlauchende in den After ein und lässt den Darm mit dem Teewasser voll laufen. Der Rest tut sich von selbst. 3-mal wiederholen und danach etwas ruhen. Am besten macht man den Einlauf während einer Woche alle 2 Tage. Das reicht wieder für einige Monate.

Allergiker haben oft einen Sauberkeitsfimmel, oder sie haben Angst vor ansteckenden Krankheiten. Werden Sie sich also Ihrer Ängste bewusst, und verarbeiten Sie diese, indem Sie sich in Ihren Vorstellungen mit dem Angstauslöser befassen.

Was macht Ihnen Angst? Stellen Sie sich das Objekt vor, auf das Sie allergisch sind. Und stellen Sie sich vor, wie Sie bei dessen Berührung gesund bleiben. Vorerst werden Sie gegen diese Vorstellungen innerlichen Widerstand verspüren, das gehört dazu. Wiederholen Sie die Bilder, bis Sie darauf neutral reagieren.

Bejahung: In Liebe und Gelassenheit bin ich … (Name) zugetan.

31. Uttarabodhi-Mudra

(Mudra der höchsten Erleuchtung)

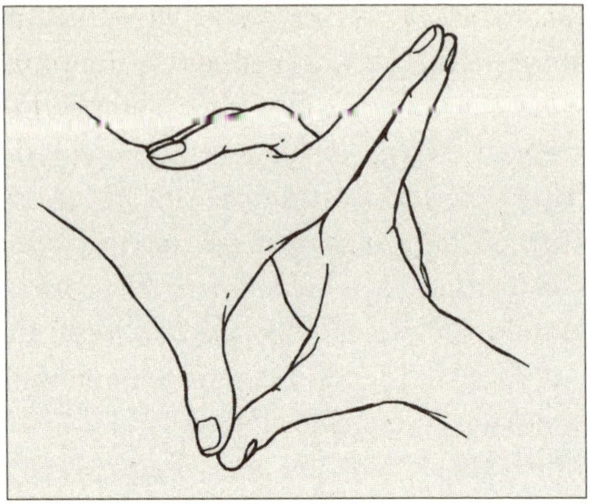

Beide Hände sind vor dem Solarplexus, also auf Magenhöhe gefaltet, die Zeigefinger und die Daumen liegen aneinander. Die Zeigefinger schauen Richtung Decke und die Daumen Richtung Boden oder Magen. Wenn Sie dabei liegen, können Sie die Daumenspitzen auf das untere Ende des Brustbeins legen.

Die Uttarabodhi-Mudra kann überall, jederzeit und so lange wie gewünscht gehalten werden.

Diese Mudra können Sie einsetzen, wenn Sie sich körperlich und geistig schlapp fühlen, wenn Sie sich entspannen wollen oder wenn Sie eine zündende Idee – einen Geistesblitz brauchen.

Uttarabodhi-Mudra stärkt das Element Metall (siehe Anhang C), dem die Energie von Lunge und Dickdarm zugeordnet ist. Die Einatmung wird verstärkt; und da dabei besonders der Herz- und obere Lungenbereich geöffnet werden, wirkt sie erfrischend. Das Element Metall hat einen direkten Bezug zum Nervensystem und allem, was elektrische bzw. energetische Impulse leitet. Es geht um die inneren Leitungen, aber auch um die äußeren, die den Menschen mit der Umwelt und den kosmischen Kräften verbinden. Das Element Metall leitet die universelle Kraft – auch Ki oder Prana genannt – von außen nach innen und ist darum auch für das Auftanken des inneren Kraftreservoirs verantwortlich. Diese Mudra vergleiche ich deshalb gerne mit einem Blitzableiter und praktiziere sie oft, bevor ich eine Rede halte, unterrichte oder schreibe. Einerseits will ich in Verbindung treten mit den göttlichen Kräften, welche die Essenz meiner Arbeit sein sollen, andererseits möchte ich eine Verbindung zu den HörerInnen bzw. den LeserInnen schaffen. Testen Sie die Wirkung dieser Mudra – Sie werden staunen! Sanddorn (Hippophae rhamnoides L.), der besonders während der dunklen Wintermonate eingenommen wird, erfrischt körperlich, geistig und seelisch.

Stellen Sie sich eine Leitung vor, die von Ihrem Becken zum Herzen, zum Kopf und weit über den Kopf hinaus reicht und sich in der Unendlichkeit verliert. Was Sie sich nun wünschen – Lösungen, Antworten, Heilkraft, Klarheit usw. – kommt aus dem Kosmos als Licht durch Ihre Leitung zu Ihnen. Vielleicht wünschen Sie sich auch etwas für einen Mitmenschen, dann leiten Sie das Licht in Ihr Herz und von da zum Betreffenden.

Bejahung: Meine Partnerschaft mit den Kräften des Kosmos lässt mein Leben in neuem Licht erscheinen.

32. Entgiftungs-Mudra

Mit jeder Hand: Den Daumen an die Innenkante des dritten Ringfingerglieds legen.

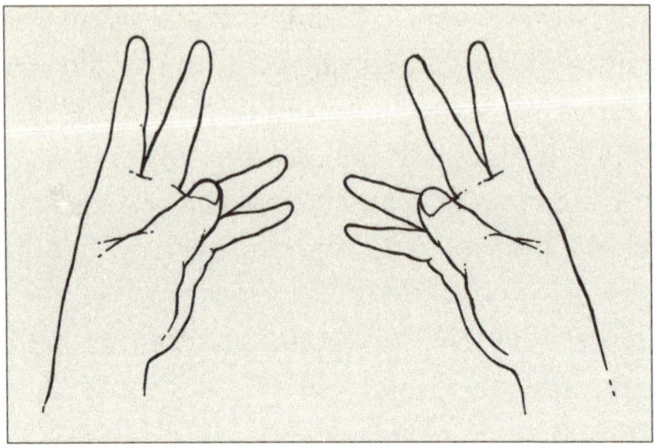

Mindestens einmal pro Jahr sollte eine Entschlackungskur eingeplant werden, ob in einem wunderschönen Kurhaus oder daheim, spielt keine Rolle. Wichtig ist, dass Sie sich in dieser Zeit verwöhnen, viel Ruhe gönnen und trotzdem genug Bewegung einplanen (Wandern, Yoga, Atemübungen). Sehr effizient und doch sanft wirkt eine Reis- oder Kartoffelkur. Essen Sie 3 bis 5 Tage lang morgens leicht verdauliches Brot mit Kräutertee aus Brennnesseln (Urtica dioica L.) und mittags und abends ein Gericht aus Reis bzw. Kartoffeln und gedämpftem Blattgemüse. Dazwischen wird Tee oder Wasser getrunken. Jeden zweiten Tag sollte ein Einlauf (siehe Seite 137) gemacht und hin und wieder die Entgiftung mit einem Wickel unterstützt werden. Der Kartoffelwickel z. B. macht sehr wenig Umstände und zieht einem das Gift förmlich aus dem Leib. Er kann zur Unterstützung der allgemeinen Entschlackung auf die Leber oder die Nieren gelegt werden oder auch auf Körperstellen, die schmerzen. Die Kartoffeln werden mit den Schalen gekocht und mit einer Gabel zu Brei zerdrückt, in ein Baumwolltuch gewickelt, aufgelegt; um Körper und Kartoffelsack wird ein warmes Tuch gewickelt. Ca. 30 Minuten wird der Wickel auf der betreffenden Stelle gelassen.

Während der Entschlackungstage sollte man sich öfters hinlegen, und da kann die Mudra zur Unterstützung des Entgiftungsprozesses ideal eingesetzt werden. Wichtig sind während dieser Tage Überlegungen, was Sie alles außer Schlacken und Giften sonst noch bereit sind loszulassen: schlechte Erinnerungen, alten Groll, Gewohnheiten, Charaktereigenschaften, Ängste usw. Es entsteht dadurch Raum für das Neue. Was soll es sein?

Die folgende Visualisation sollten Sie mehrmals pro Tag und voller Begeisterung machen:

Visualisieren Sie einen Film, in dem Sie sehen, was Sie loslassen. Lassen Sie sich dabei viel Zeit. Danach visualisieren Sie das Neue, das Sie sich wünschen. Stellen Sie sich das Neue sehr lebhaft und ausführlich vor, und erzeugen Sie die Gefühle (Erleichterung, Stolz, Freude usw.), die Sie haben werden, wenn das Ziel erreicht ist – wenn sich Ihr Wunsch erfüllt hat.

Bejahung: Meinen Wunsch, mein Ziel übergebe ich der göttlichen Obhut – und alles ist gut.

33. Shakti-Mudra

(zu Ehren Shaktis, der Göttin der Lebensenergie)

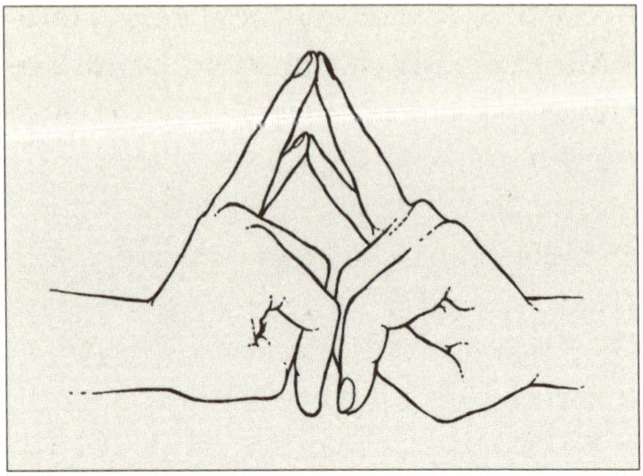

Die beiden Ringfinger und kleinen Finger aneinander legen. Die anderen Finger sind locker über den nach innen gelegten Daumen gebeugt. Dem Atem im Beckenraum nachspüren und das Ausatmen etwas verlängern.

Bei Bedarf oder 3-mal täglich 12 Minuten.

Die Shakti-Mudra verstärkt den Atemimpuls im unteren Brustraum, und der Atem wird im Beckenraum vermehrt wahrgenommen. Sie hat eine beruhigende Wirkung und begünstigt das Einschlafen am Abend. Wird sie zu oft oder zu lange gehalten, dann kann sie auch zu Lethargie führen. Im Beckenraum kann sie wohltuende Entspannung bringen und kann dadurch Krämpfen im Darm oder Menstruationsbeschwerden entgegenwirken.

Ich werde oft um Rat gefragt bei Einschlafschwierigkeiten. Einer der folgenden Tipps wirkt immer:

- Diese Mudra vor dem Einschlafen in leicht abgeänderter Form praktizieren. Die meisten schlafen in der Seitenlage, und da kann man einen Kissenzipfel zwischen die Hände nehmen, kleiner Finger und Ringfinger liegen aneinander, und die anderen liegen auf bzw. unter dem Kissen.

- Die eine Hand nach hinten beugen und sie 6-mal langsam nach links und nach rechts drehen; danach die andere Hand; dann den einen Fuß und danach den anderen.
- Mit einem nassen Lappen die Außen- und Innenseiten der Beine benetzen und ohne sich vorher trockenzureiben ins Bett legen.

Beruhigend wirken auch Baldrian (Valeriana officinalis L.) und Hopfen (Humulus lupulus L.).

Beruhigend wirken immer Farbkombinationen in Grün und weiche, fließende Formen. Visualisieren Sie grüne Bilder (eine Landschaft, Blätter, einen Seidenschal usw.), und lassen Sie dabei den Ausatem immer langsamer und tiefer werden.

Bejahung: Ruhe, Harmonie und tiefster Frieden erfüllen mein ganzes Wesen.

34. Maha-Sakral-Mudra

(große Becken-Mudra)

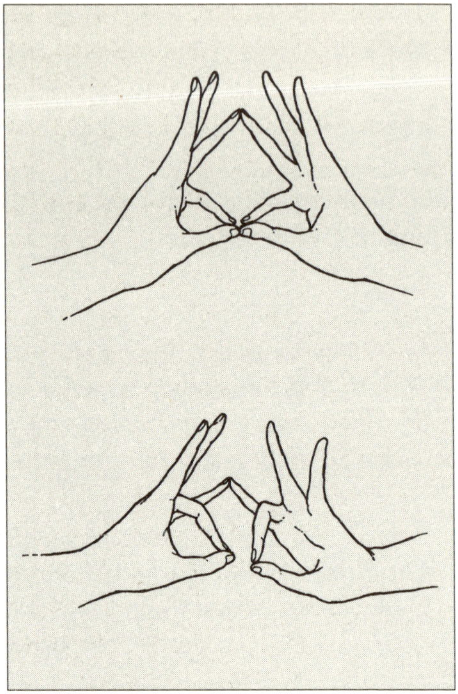

Die Ringfingerkuppen werden aneinander und die kleinen Finger an die Daumen gelegt. 10 Atemzüge lang diese Handstellung halten und danach wechseln.

Nun werden die Fingerkuppen der kleinen Finger aneinander gelegt, und die Ringfinger werden an die Daumen gelegt. Auch diese Variante 10 Atemzüge lang halten.

Bei Bedarf oder täglich 3-mal 7 Minuten.

Diese wunderbare Mudra hilft bei Beschwerden im Unterleib; besonders bei Schmerzen während der Menstruation, bei einer zu schwachen Darmtätigkeit, bei Darmkrämpfen oder bei Blasen- und Prostatabeschwerden kann diese Mudra Erleichterung bringen, da sie entspannend wirkt und die Energien ausgleicht.

Während des Haltens dieser Mudra können Sie zusätzlich 10- bis 30-mal Mula-Bandhas (siehe S. 190) praktizieren. Täglich mehrmals wiederholen. Diese Übung kann natürlich auch auf der Toilette praktiziert werden.

Verheimlichte Leiden vieler Menschen ab 50 sind Blasenschwäche, Hämorrhoiden, Erschlaffung oder Verspannungen im Bereich des Blasenausgangs und des Afters. Mit dem Trainieren des PC-Muskels[13] kann dem abgeholfen werden.

Als zusätzliche Maßnahme gegen Blasen- und Afterschließmuskelschwäche kann Viparita-Karani (siehe S. 204) angewendet werden. Der Blase und Prostata tut auch das Kauen von Kürbiskernen gut und Tee aus Birnbaum- (Pyrus communis) oder Bärentraubenblättern (Arctostaphylos uva-ursi).

Probleme mit der Ausscheidung gehen oft auch einher mit mental-emotionalen Schwierigkeiten beim Loslassen generell oder mit Ängsten vor dem Durch-etwas-hindurch-Müssen. Mit dem folgenden Bild können diesbezüglich positive Muster aufgebaut werden.

Sieht die Welt nicht immer etwas freundlicher aus jenseits eines langen Tunnels? Auch wir kommen im Leben öfters durch Tunnels – wir müssen durch etwas hindurch. Das Bild vom Tunnel, den man durchschreitet, kann uns helfen, weiterzugehen, weiterzumachen und zu hoffen. Jeder Tunnel führt schließlich wieder ans Licht – aber man muss den Mut und die Kraft haben, bis ans Ende zu gehen.

Bejahung: Egal wie dunkel mein Weg zuweilen ist – er führt ins Licht.

35. Makara-Mudra

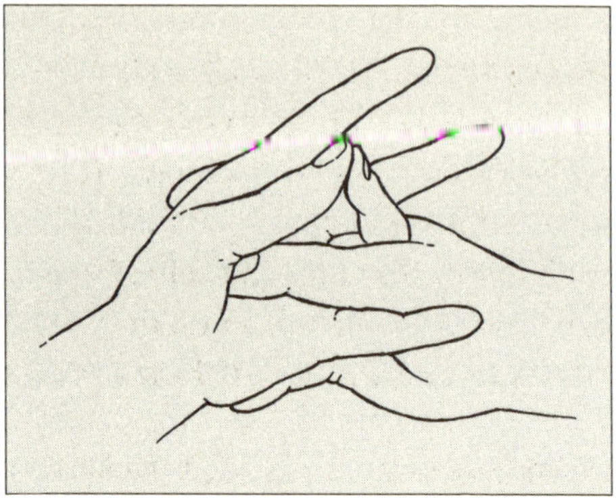

(Makara – Name eines Krokodils der indischen Mythologie)

Die eine Hand liegt in der anderen, den Daumen der unteren Hand zwischen kleinen und Ringfinger hindurchreichen und auf die Mitte des Handtellers der oberen Hand legen. Daumen und Ringfingerspitze dieser Hand liegen aufeinander. Täglich 3-mal 4 bis 10 Minuten.

Das Krokodil kann innerhalb kürzester Zeit eine gewaltige Kraft mobilisieren, die es in seinen endlos langen Ruhezeiten aufbaut. Auch der Mensch hat ein Kraftreservoir, das sich in Ruhephasen wieder auffüllt. Diese Mudra aktiviert die Nierenenergie, und diese Energie steht in Zusammenhang mit diesem Kraftreservoir. Sich schlapp, deprimiert und unzufrieden fühlen, ebenso schwarze Ringe unter den Augen, zeigen meistens einen reduzierten Energievorrat an. Neben dem Spazierengehen an frischer Luft und Ohrenmassagen helfen auch die Atemübungen des Yoga. Sehr bewährt hat sich bei mir die Yoga-Vollatmung, die stehend, gehend, sitzend oder liegend praktiziert werden kann. Dazu atmen Sie tief ein, wölben Bauch und Brustraum nach außen und ziehen die Schultern nach oben, halten die Luft einige Sekunden an und atmen dann wieder langsam aus. Am Ende der Ausatmung wird die Bauchdecke etwas eingezogen, damit noch mehr Luft herausgepresst wird. Dabei ist zu beachten, dass die *Pausen nach der Ein- und nach der Ausatmung einige*

Sekunden gehalten werden. Trotzdem sollte der Atem langsam, regelmäßig und fein bleiben.

Diese Mudra wirkt auch sehr beruhigend, zentrierend und schenkt ein Gefühl der Geborgenheit und Zuversicht.

Die Birke (Betula verrucosa), die pro Tag bis zu 70 Liter Wasser aus dem Boden saugt und durch die Blätter verdunstet, hilft bei Nierenfunktionsschwäche. Goldrute (Solidago virgaurea L.) wirkt bei Nierenbeckenentzündung und Gundeirebe (Glechoma hederacea L.) lindert Reizblasenbeschwerden.

Die Farbe Blau beeinflusst das Element Wasser positiv.

Visualisieren Sie eine Wiese mit vielen blauen Blumen. Dahinter sehen Sie das blaue Meer, über dem sich der blaue Himmel wölbt.

Bejahung: Kosmische, göttliche Energie steht mir jederzeit und überall voll zur Verfügung, und ich mache weisen Gebrauch von ihr.

36. Mukula-Mudra

(Schnabelhand)

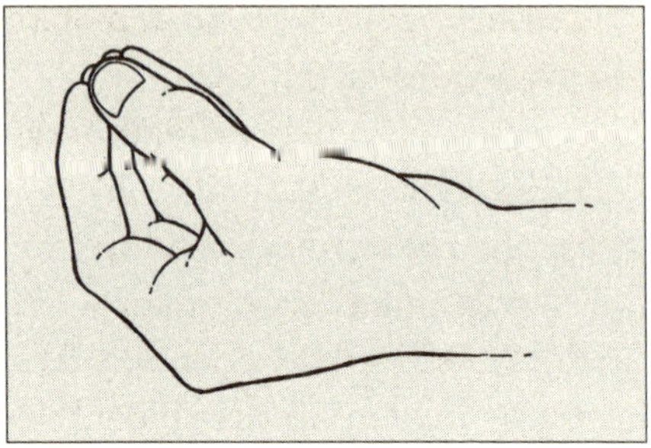

Mit jeder Hand: Die vier langen Finger an den Daumen legen und die Fingerspitzen an den Körperteil setzen, der vermehrt Energie gebrauchen kann.

Bei Bedarf oder täglich 5-mal 5 Minuten.

Diese kraftspendende und entspannende Mudra wird auf das Organ oder den Körperteil gesetzt, der schmerzt, geschwächt oder verspannt ist. Es ist, als würde man damit einen Laserstrahl regenerierender Energie in den betreffenden Körperteil oder das gewünschte Organ lenken. Samuel West, ein amerikanischer Wissenschaftler und Heiler, setzt die Mukula-Mudra ein, wenn ein Organ elektrisch neu aufgeladen werden soll, und er hat damit großen Erfolg. Er konnte nachweisen, dass jede Erkrankung und auch viele undefinierbare Schmerzen daher rühren, weil das betreffende Elektrofeld zu schwach ist. Die Finger werden nach West bei den verschiedenen Organen wie folgt angelegt:

Lunge: Die Finger werden rechts und links ca. 5 cm unterhalb des Schlüsselbeins angesetzt.

Magen: Die Finger beider Hände werden direkt unterhalb des Brustbeins angesetzt.

Leber und Gallenblase: Die linke Hand an das untere Brustbeinende setzen und mit der rechten Hand 21-mal über die Rippenenden der rechten Seite streichen, als wollten Sie ein Streichholz entfachen.

Milz und Bauchspeicheldrüse: Die rechte Hand an das untere Brustbeinende setzen und mit der linken Hand 21-mal über die Rippenenden der linken Seite streichen, als wollten Sie ein Streichholz entfachen.

Nieren: Die Finger beider Hände ca. 5 cm oberhalb der Taille an den Rücken setzen.

Blase: Die Finger beider Hände rechts und links neben dem Schambein ansetzen.

Därme: Die Finger der einen Hand an den Nabel setzen und von rechts nach links einen Kreis ziehen, der immer größer wird (wie eine Spirale).[14]

Machen Sie dabei immer die Yoga-Vollatmung und nach der Einatmung, während der verlängerten Pause, sagen Sie die unten stehende Bejahung.

Zusätzliche Wirkung erzielen folgende Farben:

Zur Behandlung der Lunge visualisieren Sie die Farbe Weiß, für Leber und Gallenblase Grün; für Magen, Milz, Bauchspeicheldrüse Gelb; für Herz oder Dünndarm Rot und für Nieren und Blase die Farbe Blau.

Bejahung: Schmutz raus – Kraft rein.

37. Gelenk-Mudra

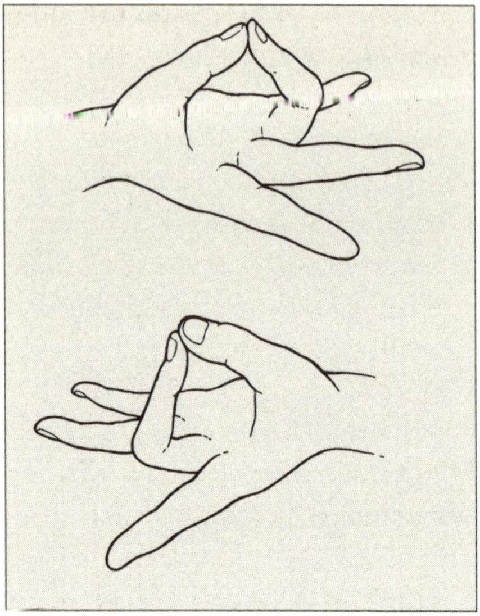

Rechte Hand: Daumen und Ringfinger aneinander.

Linke Hand: Daumen und Mittelfinger aneinander.

Bei Bedarf oder 4-mal täglich 15 Minuten. Im Krankheitsfall soll diese Mudra 6-mal täglich 30 Minuten gehalten werden.

Diese Mudra gleicht die Energie in den Gelenken aus. Ich mache damit sehr gute Erfahrungen, wenn nach einer Wanderung, vor allem nach langem Bergablaufen, die Knie schmerzen oder wenn ich zu lange am Computer gearbeitet habe und die Ellenbogen unangenehm spüre.

Gegen Gelenkschmerzen helfen auch die vielen dynamischen Yoga-Übungen, die ich in meinen Büchern beschrieben habe (siehe Literaturverzeichnis). Alle älteren Familienmitglieder meiner Verwandtschaft leiden an zum Teil schweren Arthrosen. Auch ich litt vor 20 Jahren an Schmerzen in Knie- und Hüftgelenk. Heute lebe ich beschwerdefrei dank Yoga. Zusätzlich helfen auch Wickel jeder Art – lassen Sie sich nicht einreden, es sei chronisch und an solchen Schmerzen müssten Sie nun für den Rest Ihres Lebens leiden. Tun Sie etwas dagegen! Die Heilung kann Monate dauern, aber wenn Sie beharrlich sind, können Sie Ihres Erfolgs gewiss sein.

Eine wunderbare Übung für sämtliche Gelenke ist der *kleine Bär.* Wichtig ist, dass Sie die Kreise ganz locker und ganz langsam ziehen. Die Bewegungen erfolgen in einem verlangsamten Atemfluss.

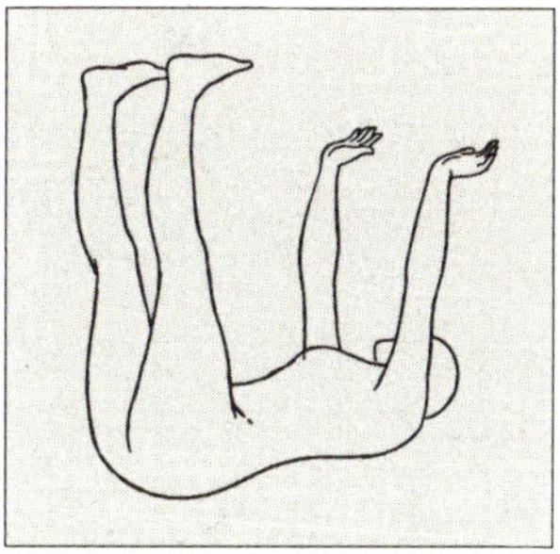

Sich auf den Rücken legen, Kinn leicht anziehen und die Knie umarmen. Danach Beine und Arme in die Senkrechte bringen.

- Beine, Hände und Füße locker schütteln.
- Fuß- und Handgelenke kreisen.
- Mit Armen und Beinen weite Kreise ziehen, als wollten Sie eine große, liegende Acht an die Decke malen.
- Beine und Arme beugen und strecken.

Das Kraut für die Gelenke, ob bei Mensch oder Tier, ist seit Urzeiten Beinwell (Symphytum officinale L.).

Visualisieren Sie Bilder, bei denen Sie Ihre Beweglichkeit voll auskosten; Sie bewegen leicht und frei Beine und Arme, Füße und Hände, Hals und Nacken. Sie sehen sich als TänzerIn, SportlerIn oder ArtistIn und fühlen, wie Ihre Energien fließen und sich Ihre Stimmung hebt.

Bejahung: Ich genieße meine Beweglichkeit, die meine Seele erhebt und meinen Geist regt.

38. *Kalesvara-Mudra*

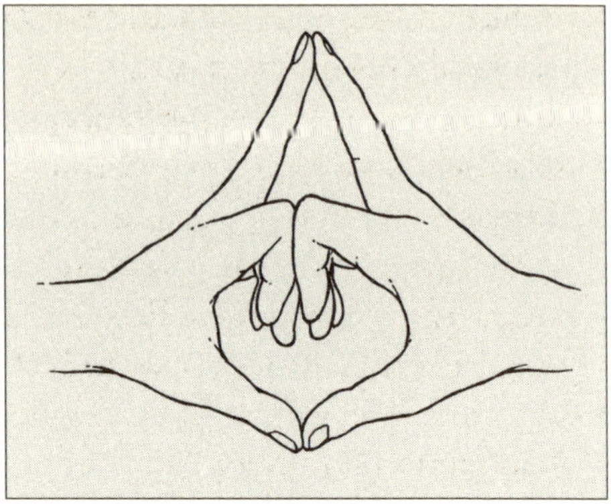

(der Gottheit Kalesvara geweiht, die über die Zeit herrscht)

Die Fingerkuppen der Mittelfinger, die ersten zwei Glieder der Zeigefinger und die Daumen berühren sich. Die anderen Finger sind nach innen gebogen. Die Daumen sind zur Brust gerichtet und die Ellenbogen nach außen abgespreizt.

10-mal langsam und tief ein- und ausatmen. Danach den Atem beobachten und dabei die Pause nach der Ein- und nach der Ausatmung etwas verlängern.

Die Kalesvara-Mudra beruhigt die Gedankenflut und/oder aufgewühlte Gefühle. Je ruhiger man wird, umso größer werden die Zeiträume zwischen den Gedanken und auch die Klarheit, um neue Betrachtungen über sich selbst anzustellen und Lösungen zu suchen und zu finden.

Bei einer Überaktivität des Denkapparates, wenn z. B. bestimmte Gedanken im Kopf kreisen und nicht abgestellt werden können, vollbringt bei mir die Bachblüte Nr. 35 – die Rosskastanie – wahre Wunder.

Diese Mudra kann auch zur Veränderung von Charaktereigenschaften, Förderung des Gedächtnisses und der Konzentration oder zur Beseitigung von Suchtverhalten eingesetzt werden. Dazu sollte sie täglich mindestens 10 bis 20 Minuten praktiziert werden.

Solange wir leben, feilen wir an unseren Charaktereigenschaften wie ein Steinmetz, der aus einem Steinklumpen eine Skulptur schlägt. Dies sollte nicht ein Kampf mit sich selbst sein, sondern eine liebe- und verständnisvolle Weisung in die richtige Richtung. Wie unangenehm und unbequem schlechte Charaktereigenschaften, Gewohnheiten oder Süchte auch sein mögen, sie bringen uns weiter, wenn wir sie überwinden.

- Stellen Sie sich zuerst die Frage nach dem Nutzen, den Ihnen diese Eigenschaft bzw. Gewohnheit bringt.
- Bitten Sie das kosmische Bewusstsein um Hilfe, um Partnerschaft in diesem Projekt.
- Umschreiben Sie die neue Eigenschaft oder Gewohnheit so genau wie möglich.

Stellen Sie sich nun Szenen vor, in denen Sie auf eine neue Art und Weise agieren und reagieren.

Bejahung: Ich genieße es, (so und so) zu sein.

39. Shivalinga

(kraftaufladende Mudra)

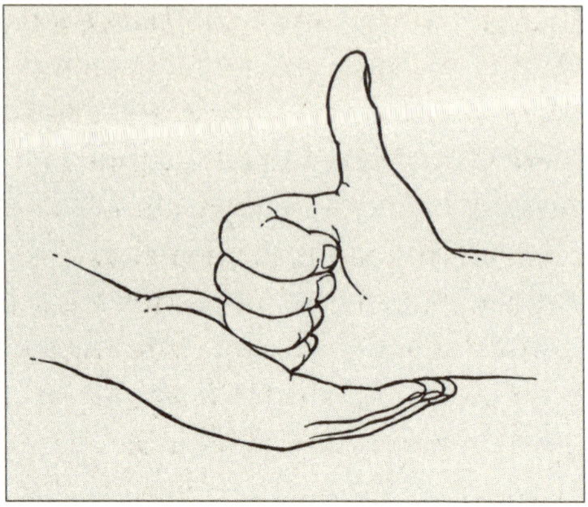

Die rechte Hand liegt mit dem nach oben gestreckten Daumen auf der linken Hand, die zu einer Schale geformt ist. Die Finger der linken Hand liegen eng aneinander. Die Hände befinden sich auf Bauchhöhe, und die Ellenbogen zeigen nach außen und leicht nach vorn.

Bei Bedarf, so oft man will, oder täglich 2-mal 4 Minuten.

Diese Mudra symbolisiert mit der rechten Hand die männliche Kraft – den Phallus Shivas, der in der indischen Mythologie den zerstörerischen Aspekt der höchsten Gottheit verkörpert. So wie der Phallus das Symbol ist für den Neubeginn, so ist Shiva auch die Gottheit, welche diesen Neubeginn erst ermöglicht, indem sie etwas zerstört und damit die nötige Voraussetzung schafft. Wenn beispielsweise die Blumen nicht verwelken würden, gäbe es auch keine Früchte, oder wenn in uns die verbrauchten Zellen nicht zerstört würden, dann gäbe es Wucherungen usw. Es ist ein ewiger Kreislauf, und der muss auch in uns körperlich und geistig-seelisch tadellos funktionieren. Eine innere Kraft hält ihn in Gang, und diese Kraft hat jeder in seinem Reservoir, das dem Element Wasser (siehe Anhang C) zugeordnet ist. Genährt wird dieser Speicher durch den Atem. Darum ist eine optimale Qualität des Atems (siehe S. 26 f.) so wichtig. Das Element Wasser wirkt auf die Handaußenkante und in die Handmitte, und der Daumen ist wie ein Zulauf der Energie, welche durch die Lunge aufgenommen wird.

Diese Mudra kann eingesetzt werden gegen Müdigkeit, Unzufriedenheit, Schlappheit, Depressionen oder wenn man sich durch langes Angespanntsein oder durch Überlastungen ausgelaugt fühlt. Sie kann auch in Wartezeiten, wenn man z. B. auf einen ärztlichen Befund wartet, eingesetzt werden. Diese Mudra treibt den Heilungsprozess voran, egal, wo oder wie man krank ist. In puncto Heilung gibt es viel mehr Wunder, als allgemein bekannt ist. Halten Sie diese Tatsache im Hinterkopf, wenn Sie Heilung brauchen.

Stellen Sie sich vor, Ihre linke Hand sei ein Mörser und die rechte der Stampfer. Während der ersten Atemzüge lassen Sie gedanklich das, was Sie krank macht, wie dunklen Kies in Ihre linke Hand fallen, und mit der rechten Handkante zermalmen Sie alles zu feinstem Sand, den Sie dann von der Hand blasen. Danach bleiben Sie noch eine Weile sitzen und lassen durch die rechte Daumenspitze heilende Energie in Ihre Handschale bzw. Ihr Kraftreservoir strömen. Sprechen Sie dabei mehrmals voller Inbrunst die folgende Bejahung.

Bejahung: Heilendes Licht durchstrahlt jede Zelle meines Körpers, löst auf was gelöst werden soll und baut auf was wieder aufgebaut werden muss. Danke!

40. Dynamische Mudra

Wie der Name schon sagt, werden die Finger bei dieser Mudra nicht still gehalten, sondern bewegt.

Mit jeder Hand: Bei jedem *Ausatmen* wird eine Fingerspitze an die Daumenspitze gelegt, und beim *Einatmen* werden die Finger wieder gestreckt. Dabei wird ein Silben-Mantra gesprochen.

Bei »Saaa« drückt man Daumen und Zeigefinger zusammen,
bei »Taaa« Mittelfinger und Daumen,
bei »Naaa« Ringfinger und Daumen,
bei »Maaa« kleiner Finger und Daumen.

Beim *zweiten* Durchgang wird mit dem Daumen nicht die Fingerspitze, sondern der Fingernagel gedrückt.

Beim *dritten* Durchgang wird mit dem Daumen der ganze Finger gedrückt. Die Fingerspitze wird dabei in die Handinnenfläche gedrückt.

Diese Mudra kann täglich 5 bis 30 Minuten geübt werden.

Schon als Kind machten wir Fingerspiele, bei denen die einzelnen Finger nach einem Kinderreim gedrückt, gebogen oder gestreckt wurden. Heute setzen Heilpädagogen bei Sprech- oder Lernschwierigkeiten diese Handübungen ein. Für die Gehirntätigkeit und auch zur Entspannung der Nerven ist das eine wunderbare Mudra. Sie fördert auch die Konzentration und erzeugt innere Ruhe. Es ist dabei zu beachten, dass der Atem langsam, fließend, regelmäßig und fein bleibt.

41. Jnana-Mudra und Chin-Mudra

(Geste des Bewusstseins und Geste des Wissens)

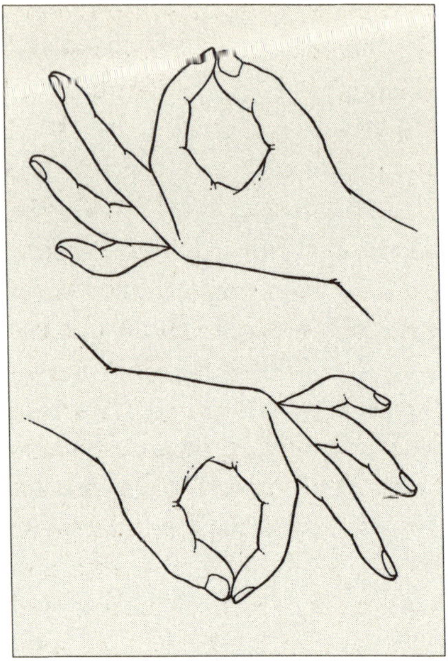

Mit jeder Hand: Die Daumenspitzen berühren die Zeigefingerspitzen, die anderen Finger sind gestreckt. Die Hände liegen locker auf den Oberschenkeln.

Zeigen die Finger nach oben zum Himmel, nennt man sie *Jnana-Mudra*; zeigen die Finger nach *unten* zur Erde, nennt man sie *Chin-Mudra*.

Diese Mudras werden auf zwei Arten ausgeführt: Die erste wie beschrieben, dann berühren sich die Spitzen von Daumen und Zeigefinger; oder die zweite Art, dann berührt die Zeigefingerspitze das erste Daumenglied und der Daumen gibt einen leichten Druck auf den Zeigefingernagel. Die erste Art ist eine passiv empfangende und die zweite eine aktiv gebende Haltung.

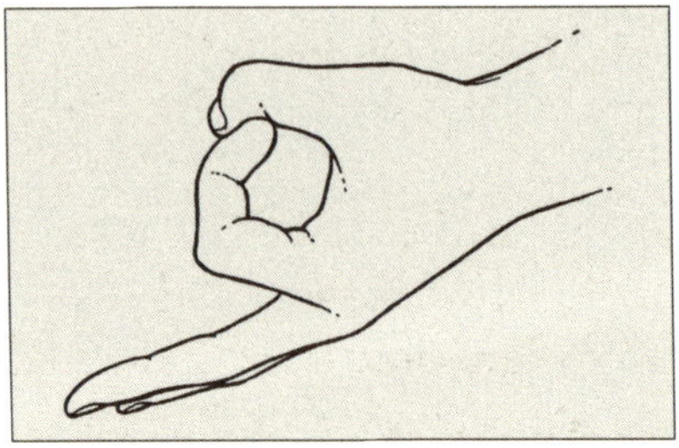

Dies sind die beiden bekanntesten Handstellungen des Hatha-Yoga, und sie wirken auf körperlicher, geistig-seelischer und spiritueller Ebene. Diese Gesten symbolisieren die Verbundenheit des menschlichen Bewusstseins (Zeigefinger) mit dem göttlichen (Daumen). Die drei gestreckten Finger symbolisieren die drei Gunas – Eigenschaften, welche die ganze Evolution im Mikro- wie auch im Makrokosmos in Gang halten: Tamas (Lethargie), Rajas (Aktivität) und Sattwa (Ausgleich, Harmonie). Der geschlossene Kreis von Zeigefinger und Daumen stellt das eigentliche Ziel des Yoga dar: die Vereinigung von Atman, der Einzelseele, mit Brahman, der Weltenseele.

Diese Mudra finden wir bei vielen indischen Götterdarstellungen; dabei ist die rechte Hand zum Herzen erhoben und Daumen und Zeigefinger, die sich berühren, sind zum Gläubigen hin gerichtet. Es ist die Geste der Lehrverkündigung. Die Buddhisten kennen sie auch und nennen sie *Vitarka-Mudra* (Diskussionsgeste). Mit dieser Geste unterstreicht die Gottheit oder Buddha die Bedeutung seiner Worte. Auch Christus wird auf alten byzantinischen Ikonen mit dieser Geste dargestellt und in der katholischen Liturgie macht der Priester nach der Wandlung dieselbe Geste.

Wunderschön finde ich auch, wenn die Jnana-Mudra beim Herzen praktiziert wird. Die Hand befindet sich also wieder auf der Höhe des Herzens, Zeigefinger und Daumen berühren sich; aber hier sind sie nach innen und nach oben gerichtet. So symbolisiert sie schlicht die Weisheit Gottes. Es geht hier um die Hingabe des Menschen an die göttliche Weisheit und ihre Anerkennung. In dieser Geste liegt auch eine Zärtlichkeit, die mein Herz rührt.

Mit diesen Varianten der Jnana-Mudra befinden wir uns schon auf den spirituellen Ebenen, aber auch die körperliche Wirkung ist nicht zu verachten. Wenn diese Geste gegen körperliche Beschwerden eingesetzt wird, spielt es keine Rolle, ob die Jnana- oder die Chin-Mudra praktiziert wird. Laut Keshav Dev ist diese Mudra ein Universalhilfsmittel, das geistige Spannungs- und Unordnungszustände verbessert und das Gedächtnis und die Konzentration fördert. Sie klärt den Geist – einen »klaren Kopf« in jeder Situation, das wünschen sich doch alle. Sie wird ebenfalls eingesetzt bei Schlaflosigkeit wie auch bei Schläfrigkeit, Depression und hohem Blutdruck. Diese Mudra kann mit anderen Mudras kombiniert werden und unterstreicht deren Wirkung, indem man sie zuvor oder danach übt oder sie nur mit der rechten Hand hält und mit der linken die andere Mudra praktiziert. Weitere Erläuterungen zu dieser Mudra finden Sie auf Seite 14.

Diese Mudra aktiviert das Element Metall (siehe Anhang C), und dem ist die Farbe Weiß zugeordnet. Weiß ist die scheinbare Leere, in der die Fülle verborgen ist. Weiß ist die Farbe von Geburt und Tod, von Neubeginn und Vollendung. Weiß ist auch die Farbe der Einheit und des Friedens. Weiß klärt den Geist und bringt Frieden in die Seele.

Visualisieren Sie die Farbe Weiß. Zuerst, indem Sie im Geist weiße Gegenstände betrachten, dann versuchen Sie es abstrakt. Visualisieren Sie eine weiße Wand, und lassen Sie sich überraschen, welche Formen und Farben Sie heimsuchen. In ihnen können verschlüsselte Botschaften verborgen sein.

Bejahung: Göttliches Wissen bereichert und erleichtert mein Leben, göttliche Weisheit erhebt mein Herz und weist mir den Weg.

Spirituelle Mudras

Je dunkler der Himmel ist,
desto heller
werden die Sterne erscheinen.
Leonardo da Vinci

Es folgen nun die Mudras, die seit Urzeiten in Tempeln und Kirchen zur Unterstützung der Meditation bzw. des Gebets benutzt werden und die auch bei indischen Götterdarstellungen, bei Christus-, Buddha- und Heiligendarstellungen zu sehen sind. Die Handstellung der betreffenden Gottheiten oder Weisen drückt auch eine innere Gemütslage aus, und der Meditierende hofft, bewusst oder unbewusst, dadurch in die entsprechende Stimmung zu kommen. Auch Charaktereigenschaften symbolisieren die Mudras. Durch lange meditative Betrachtungen gehen diese auf den Meditierenden über. Zum Beispiel konnte man in Museen in Griechenland beobachten, dass Besucher, nachdem sie die vielen Götterskulpturen betrachteten, selbst eine aufrechtere Haltung einnahmen.

Da für mich Spiritualität auch im Alltag, in der Planung der Zukunft und in der Verarbeitung der Vergangenheit integriert sein soll, habe ich auch neuere Mudras, welche die Gedanken- und Gefühlsgewohnheiten ansprechen, in dieses Kapitel eingeschlossen.

Auf eine Zeitangabe habe ich meistens verzichtet, denn diese wäre bei jedem Menschen anders. Der eine braucht eine der folgenden Mudra-Meditationen nur einmal und nur wenige Minuten zu praktizieren und spürt schon die Wirkung – der inneren Reife entsprechend; andere meditieren einige Tage oder einige Wochen, täglich 7 bis 30 Minuten und nehmen erst dann wahr, dass sich etwas verändert oder dass ihre Verbindung mit dem höheren Bewusstsein tiefer wird.

42. Atmanjali-Mudra

(Geste des Gebets)

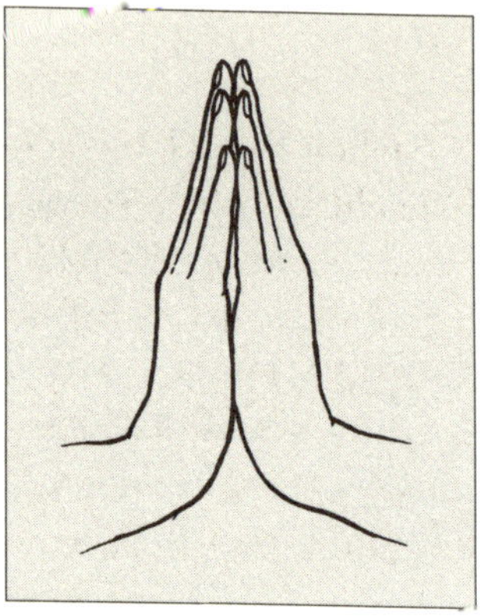

Legen Sie die Hände vor dem Herzchakra aneinander, und lassen Sie einen kleinen Hohlraum zwischen den Handflächen frei. Zu Beginn oder zum Schluss der Meditation sitzen oder stehen Sie eine Weile mit zum Himmel erhobenen, ausgebreiteten Armen.

Wenn Sie die Hände vor der Brust aneinander legen, unterstützt das die innere Sammlung und bringt Harmonie, Ausgeglichenheit, Ruhe, Stille und Frieden. Diese Geste aktiviert und harmonisiert die Koordination der linken und rechten Gehirnhälfte. Sie kann eine Bittmeditation unterstützen, wenn Sie das Göttliche um etwas bitten – wenn sich ein Herzenswunsch erfüllen soll. Sie drücken damit auch Ihre Ehrfurcht oder Ihren Dank aus. In Indien ist sie auch eine Gruß- oder Dankesgeste; man zeigt dem Nächsten seine Ehrerbietung.

Die alten Kelten und Germanen sind mit erhobenen Armen mit ihren Göttern in Kontakt getreten. Diese Geste ist sehr machtvoll und wurde bei der Christianisierung verboten. Später wurde sie wieder eingeführt, aber es waren dann die Priester und Ordensleute, die sie praktizierten – nicht mehr das gemeine Volk. Wer soll die Macht haben?

Wie schon erwähnt, sie beruhigt unsere Gedanken und schafft dadurch auch Klarheit. Ruhigen Gedanken liegt auch immer eine gewisse Kraft zugrunde – eine Kraft, welche die körperliche Stärke aufbaut und das Gemüt stabilisiert, klärt und stärkt.

Stellen Sie sich vor, an einem heiligen Kraftort zu sein. Vielleicht kennen Sie einen heiligen Ort der Kraft, der für Sie von besonderer Bedeutung ist. Den können Sie gedanklich jederzeit in Ihr stilles Kämmerlein holen; oder Sie visualisieren einen Ort, der genau auf Ihre Bedürfnisse abgestimmt ist. Stellen Sie sich diesen Ort so genau vor wie nur möglich. An heiligen Orten verspürt man eine besondere Energie, versuchen Sie auch diese innerlich zu empfinden. Diese Mudra bringt Sie in die Stille, und ob Sie nun eine Bitte, eine Frage, ein Lob oder einen Dank vorbringen – es wird Ihnen sicher zur gegebenen Zeit, wenn Sie dazu bereit sind, auf die beste Art und Weise geholfen werden. Bleiben Sie zum Schluss noch eine Weile in der Stille, tauchen Sie ein in den Frieden und die Freude des Göttlichen.

Bejahung: Voller Dankbarkeit will ich das Gute empfangen, das für mich bereit ist.

43. Dhyani-Mudra

(Geste der Meditation – der Versenkung)

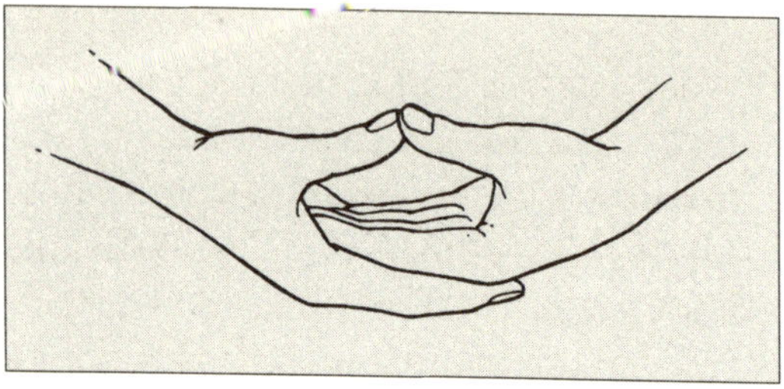

Beide Hände liegen wie Schalen im Schoß: Die linke liegt in der rechten, und die Daumen berühren sich. Hände und Arme bilden einen geschlossenen Energiekreis, der auch der Beinstellung im Meditationssitz entspricht.

Dies ist die klassische Meditationshaltung, und ich nehme sie ein, wenn ich ohne jegliche Absicht meditiere. Wenn ich einfach sitze und den Atem beobachte, dann bin ich ganz passiv und lasse das Göttliche in mir und für mich wirken. Ich weiß, dass das Göttliche nur das Beste für mich will und mir jederzeit und allerorts hilft, wenn ich es zulasse. »Dein Wille geschehe« ist ein Ausspruch innigster Freude.

Die beiden Hände, die zu einer Schale geformt sind, zeigen an, dass man innerlich frei, rein und leer ist, um all das zu empfangen, was man auf dem spirituellen Weg braucht. Da es im Universum keinen Leerraum gibt (alles, was uns »leer« erscheint, ist voller feinstofflicher Energien), wird sich diese Leere mit neuer Energie füllen – unsere Gedanken und Gefühle bestimmen die Qualität. Darum ist es so wichtig, dass man vorher Vergebungsarbeit geleistet hat und mit allen in Frieden lebt.

Es ist auch wie ein stilles Zusammensein mit dem besten Freund oder der besten Freundin. Man braucht sich nichts mehr zu sagen – wunschlos, weil man weiß, dass alles Nötige schon gesagt wurde. Man spürt die Verbindung, und das ist genug.

Bei den klassischen Meditationen wird mit dieser Mudra an die Leere »gedacht«, d.h., man denkt gar nichts. Das ist sehr schwer und darum gibt es noch eine zweite Version: Hier wird die Achtsamkeit auf den Atem gelenkt – alle Sinne sind auf den Atem gerichtet. Das ist schon eher möglich, kann aber auch noch Schwierigkeiten bereiten. Falls Ihre Gedanken zu oft vom Atem abschweifen oder Sie sogar die Tendenz zu negativen Grübeleien verspüren …

…dann stellen Sie im Geiste ein Symbol für das Göttliche vor sich auf (Licht, Dreieck, Rad, Blume, Stein usw.). Es soll für Sie wie ein Anker sein, der Sie mit dem Göttlichen verbindet.

Bejahung: Dein Wille geschehe.

44. Mudra des inneren Wesens

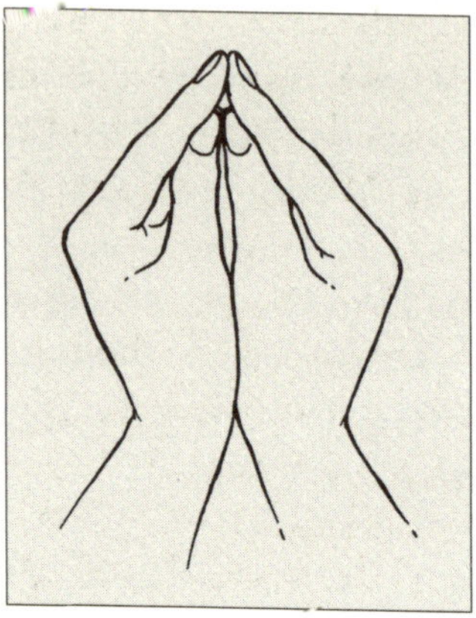

Die Spitzen von Zeige-, Mittel-, Ring- und kleinem Finger und die Handballen aneinander legen. Die Daumen sind nebeneinander und führen als »Straße« zu den Spitzen des kleinen Fingers, die berührt werden. Es entsteht unterhalb der Fingerspitzen der kleinen Finger ein leerer Zwischenraum, durch den das Licht durchschimmert. Diese Öffnung kennzeichnet die Herzkraft durch die göttliche Weisheit. Bei jedem Menschen ist die Öffnung anders. Sophie Rodelli, die sich schon vor vielen Jahren intensiv mit Handübungen und -stellungen auseinander gesetzt hat, sagt dazu: »Diese Mudra symbolisiert das innere Wesen des Menschen, das durch die körperliche Macht verdeckt ist – aber zeitweise gelüftet durch Freude oder Leid, oder durch die geheime Schule gelenkt wird vom inneren Menschen.«[15]

Halten Sie die Hände in dieser Stellung zuerst vor die Stirn, und schauen Sie, ohne zu blinzeln, so lange Sie können durch die Öffnung. Dann senken Sie die Arme und halten die Mudra noch eine Weile einige Zentimeter unterhalb des Kinns. Ihre Hände befinden sich automatisch genau da, wo nach den alten Mysterien der Ort der Seele liegt, und Ihre Hände bilden darum einen Tempel. Achten Sie nun auf Ihren Atem. Mit jedem Ausatem hauchen Sie ganz zärtlich »Huuu« und lassen sich dabei durch die kleine Öffnung in die Unendlichkeit – in das große Geheimnis tragen.

Wenn wir diese Mudra bilden und dabei mit gekreuzten Beinen im Meditationssitz sitzen, werden mit unseren Körperteilen viele (ich versuchte sie zu zählen) Dreiecke gebildet; angefangen beim kleinen Zwischenraum bei den Fingern, über die Hand-, Arm-, Bein- und gesamte Körperhaltung. Das Dreieck ist das Symbol des Göttlichen, und unser Körper drückt das nun durch die Haltung mehrfach aus. Diese Mudra ist ein Gebet ohne Worte – eine stille Meditation, eine Hingabe an das Göttliche.

Mit dieser Mudra betreten wir das Reich des Unfassbaren, des Göttlichen, und es ist die einzige Mudra, die ich im Rahmen der Manuskriptbearbeitung an einem heiligen Sonntag aufzuzeichnen gewagt habe. Außerdem habe ich heute, nachdem ich über diese Mudra meditiert habe, »zufällig« ein Gedicht von Hermann Hesse gefunden:

Wir leben hin in Form und Schein
und ahnen nur in Leidestagen
das ewig wandellose Sein,
von dem uns dunkle Träume sagen.

Wir freuen uns an Trug und Schaum,
wir gleichen führerlosen Blinden,
wir suchen bang in Zeit und Raum,
was nur im Ewigen zu finden.

Erlösung hoffen wir und Heil
in wesenlosen Traumesgaben –
da wir doch Götter sind und teil
am Urbeginn der Schöpfung haben.[16]

45. Lotos-Mudra

(Symbol der Reinheit)

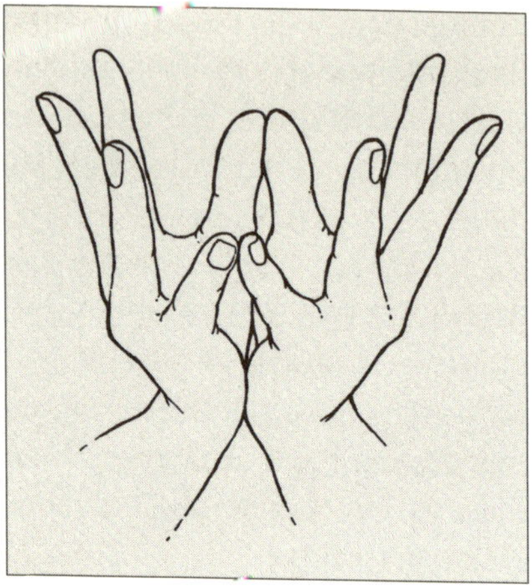

Legen Sie die Hände vor der Brust so zusammen, dass sich nur die Handkanten und Fingerkuppen berühren, das ist die Knospe der Lotosblume. Nun öffnen Sie die Hände, die Spitzen der kleinen Finger und die Außenkanten der beiden Daumen bleiben in Kontakt; die anderen Finger spreizen Sie so weit wie möglich. Nach 4 tiefen Atemzügen schließen Sie die Hände wieder zur Knospe, legen die Nägel der langen Finger beider Hände aneinander; nun die Fingerrücken, die Handrücken, und so lassen Sie die Hände eine Weile ganz locker baumeln. Sie bringen die Hände wieder den gleichen Weg zurück in die Knospe und in die offene Blüte. Mehrmals wiederholen.

Diese Mudra gehört zum Herzchakra und ist das Symbol für die Reinheit des Herzens. Im Herzen wohnt die Liebe, also auch Wohlwollen, Zuneigung, Kommunikation, und diese sollten wir rein halten und bedingungslos verschenken, wie eine offene Blume, die den Insekten ihren Kelch bereithält. Sie ist ihnen Nahrung und gibt ihnen Wärme in kalten Nächten. Dafür wird sie von den Insekten bestäubt und kann die Bestimmung ihres Daseins erfüllen. Auch wir sind mit den Mitmenschen mehr oder weniger verbunden – im Guten wie im Schlechten – und auf sie angewiesen. Die offene Blume hat aber noch eine weitere Botschaft für uns bereit. Sie öffnet sich der

Sonne, dem göttlichen Prinzip und lässt sich alles schenken, was sie braucht; und sie wird reich beschenkt – sie bekommt viel mehr als sie »braucht«. Blühende Blumen erfreuen uns, weil sie die Freude, das göttliche Antlitz, in sich tragen und verströmen.

Machen Sie diese Mudra, wenn Sie sich ausgelaugt, ausgenutzt, unverstanden oder einsam fühlen. Öffnen Sie sich den göttlichen Kräften, und empfangen Sie, was immer Sie brauchen – und noch viel mehr.

Stellen Sie sich in Ihrem Herzen die Knospe einer Lotosblume (oder einer Seerose) vor. Bei jeder Einatmung öffnet sich die Blume etwas mehr – bis sie schließlich ganz offen ist und das volle Sonnenlicht in sich aufnehmen kann. Von Licht, Leichtigkeit, Wärme, Liebe, von Lust und Freude lässt sie sich erfüllen.

Bejahung: Ich öffne mich der Natur; ich öffne mich dem Guten, das in jedem Menschen wohnt; und ich öffne mich dem Göttlichen, um reich beschenkt zu werden.

46. Abhaya-Mudra

(Geste der Schutzverheißung)

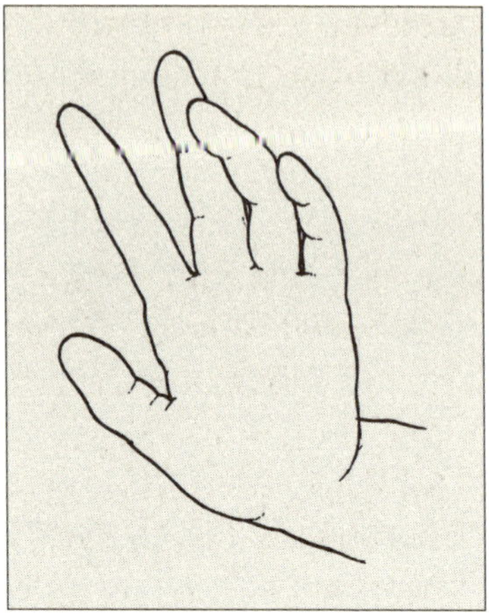

Die rechte Hand ist zur Brusthöhe erhoben, die Handinnenfläche zeigt nach vorn.
Die linke Hand liegt auf dem linken Oberschenkel, im Schoß oder am Herzen.

Diese Geste sieht man bei vielen Darstellungen von Gottheiten. Sie verheißt dem Gläubigen Schutz und befreit von Furcht. Sie zeigt auch die Stärke der betreffenden Gottheit.

Wir müssen bedenken, dass Furcht oder Angst grundsätzlich ein Zeichen von Schwäche ist. In der chinesischen Fünf-Elementenlehre wird aufgezeigt, wie eine Schwäche im Element Feuer u. a. Furcht vor Mitmenschen, im Element Holz Furcht vor Fremdbestimmung, im Element Metall Furcht vor zu wenig oder zu viel Distanz (Einsamkeit), im Element Erde und Wasser Furcht vor Herausforderungen und dem Leben überhaupt, erzeugt. Angst hat unendlich viele Gesichter, aber ihre Ursache ist immer Schwäche. Das größte Gebot der Yogis ist die Gewaltlosigkeit. Je stärker ein Mensch ist, damit meine ich auch auf geistig-seelischer Ebene, umso mehr wird er die Gewaltlosigkeit leben können, denn ein starker Mensch wird selten angegriffen. Viele Menschen sind auch wegen ihrer inneren Kämpfe geschwächt, wegen Uneinigkeit in sich selbst. Diese inneren Kämpfe werden dann außen ausgetragen, indem man die passenden Kampfpartner anzieht. All dies müssen wir bedenken, wenn wir zu dieser Mudra Zuflucht nehmen. Mit der Mudra allein ist es nicht getan. Da aber das Aufarbeiten dieser negativen Seelenmuster ein langer Wandlungsprozess ist, kann Ihnen in einer beängstigenden Situation vorerst diese Mudra mit der empfohlenen Visualisation helfen.

Stellen Sie sich auf Ihrem Kopf einen silbernen oder goldenen Trichter vor. Während der *Einatmung* strömt göttliches Licht (Mut, Wohlwollen und Zuversicht) durch den Trichter in Ihren Kopf und von da in Ihren Körper. Lassen Sie sich davon erfüllen. Während der *Ausatmung* strömt das Licht durch Ihre rechte Hand wieder nach außen, und Sie richten es auf den betreffenden Menschen oder die betreffende Sache, dem/der Sie gegenübertreten müssen. Vielleicht möchten Sie gleich mehrere damit erreichen – bitte schön, tun Sie sich keinen Zwang an. Machen Sie diese Meditation des Öfteren für einen Menschen oder eine Sache, der/die Ihnen Mühe macht, und lassen Sie sich vom positiven Ergebnis überraschen!

Bejahung: Ich glaube an das Gute in diesem Menschen, an dieser Sache, und das Gute wird mir offenbart.

47. Varada-Mudra

(Geste der Wunschgewährung oder der Barmherzigkeit)

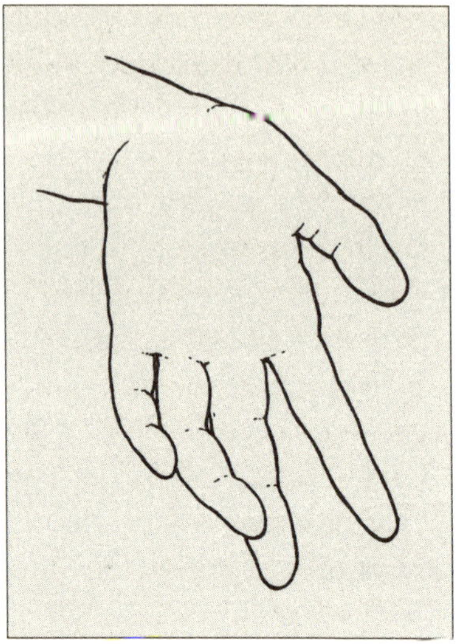

Die linke Hand weist nach unten und die Handinnenfläche nach vorn.
Die rechte Hand liegt im Schoß oder auf den Oberschenkeln.

Diese Mudra ist eine bevorzugte Geste bei den indischen Götterdarstellungen, und, wie der Name sagt, geht es um Vergebung, um Barmherzigkeit. Weitcr erhofft sich der Gläubige, dass Gott ihn reich beschenkt – seine Wünsche erfüllt. Treffend ausgedrückt: Wer gibt, dem wird gegeben, wer vergibt, der wird reich beschenkt. Bei der Vergebung geht es immer auch darum, sich selbst verzeihen zu können. Sich selbst und anderen zu vergeben ist sicher das Schwerste, was sich der Mensch abverlangen kann. Aber es ist wirklich das Wunderbarste, wenn man es schafft. Die vergebende offene Hand wird danach gefüllt mit neuem Reichtum, innerem wie auch äußerem. Ich spreche aus Erfahrung und kann Ihnen die »Kunst der Vergebung« nur ans Herz legen. Vielleicht schaffen Sie es vorerst schlecht, dann bitten Sie das Göttliche, das in Ihnen wohnt, um Hilfe.

Wichtig ist auch zu wissen, dass intensive Vergebensarbeit nicht das ganze Jahr hindurch gemacht werden soll, das würde zu sehr zermürben. In eine Frühjahrs- oder Herbstentschlackungskur passt sie aber wunderbar.

Die Redewendung »wir wollen das begraben« bringt die

Hauptsache des Verzeihens auf den Punkt, und die Natur demonstriert das Wie und Warum jeden Herbst. Wenn die Samen nicht unter die Erde gebracht werden, dann kann keine neue Pflanze entstehen, und wenn wir unsere Vergangenheit nicht begraben können, kann uns das so belasten, dass wir krank werden, und es hemmt auch unsere innere Entwicklung.

Stellen Sie sich vor, Sie hätten einen Gegenstand, welcher der betreffenden Person gehört, vor sich stehen. Nun hauchen Sie mit jedem Ausatmen Ihre negativen Gefühle an und in diesen Gegenstand. Zum Schluss packen Sie ihn ein und vergraben ihn an einem Ort, der für Sie eine besondere Bedeutung hat.

Vielleicht besuchen Sie später diesen Ort oft in Gedanken und schicken der betreffenden Person gute Gedanken. Da kein Mensch, der gesund und glücklich ist, anderen weh tun kann, haben gerade Menschen, die uns quälten, unsere Gebete besonders nötig. Man braucht kein Heiliger zu sein, um das zu können – aber man wird selbst »heil und ganz«, wenn man das hin und wieder praktiziert.

Bejahung: Ich verzeihe mir alles Unrecht, das ich getan und/oder gesagt habe. Ich verzeihe dir alles Unrecht, das du je getan und/oder gesprochen hast.

48. Bhumisparsha-Mudra

(Erleuchtungsgeste oder Geste der Zeugenanrufung)

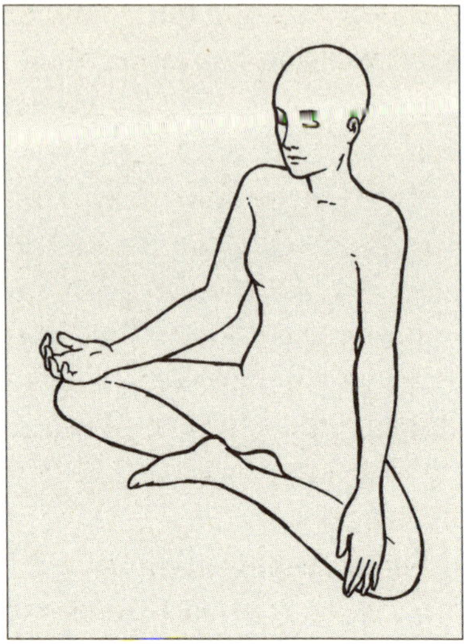

Die linke Hand zeigt nach unten zur Erde, und die Finger berühren den Boden.
Die rechte Hand zeigt nach oben zum Himmel wie eine offene Blüte.

Buddha wurde, wie Jesus, bevor er mit seiner Lehrverkündigung begann, vom Bösen verführt, dem beide aber erfolgreich widerstanden. Mara, Gott der sinnlichen Begierden, versuchte Buddha zudem einzureden, dass ihm sogar das Flecklein Erde, auf dem er im Meditationssitz saß, nicht zustehen würde. Da berührte Buddha mit den Fingern der rechten Hand den Boden und beschwor die Gottheit der Erde zu bezeugen, dass er durch seine vielen guten Taten sehr wohl berechtigt sei, auf dieser Erde zu bleiben. Diese Legende zeigt auf, wie wichtig es ist, dass der Mensch zuerst seine Erdenpflichten erfüllt, wenn er die Erleuchtung erlangen will.

Wenn wir uns bewusst sind, dass sich rund um uns das kosmische Bewusstsein in allem und jedem manifestiert, dass wir durch unser individuelles Bewusstsein mit allem verbunden sind, dann wird uns auch das erste Gebot aller großen Religionen klar: Liebe dich und liebe die Umwelt – du und die Umwelt sind eins – wir alle sind ein Teil des großen Ganzen – was innen ist, ist außen – das Ganze ist größer als die Summe seiner Teile – es lebt das Größte im Kleinsten. Das ganze Ausmaß dieser Kraft werden wir nie ergründen können, und das ist gut so.

Wenden wir uns doch einfach einem Objekt zu (Stein, Pflanze, Tier usw.); *einatmend* nehmen wir seine Energie auf, und *ausatmend* geben wir unsere ab. Jeder Atemzug ist wie ein Band, und die Verbindung wird immer dichter, bis wir miteinander verschmelzen. So können wir uns mit dem kosmischen Bewusstsein verbinden, und es wird uns den Weg weisen in die ewige Einheit.

Bejahung: Verbunden mit dem kosmischen Bewusstsein, fühle ich mich auf meinem Lebensweg geführt, geschützt, gestützt und getragen.

49. Dharmachakra-Mudra

(Geste der Drehung des Rades)

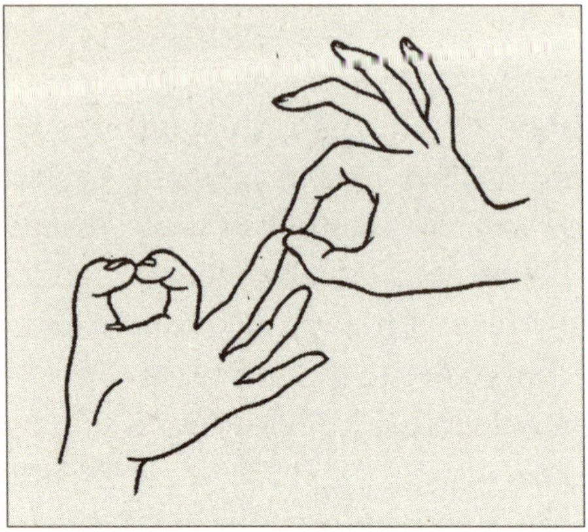

Beide Hände sind vor der Brust erhoben, die rechte etwas höher als die linke. Bei beiden Händen berühren sich Daumen und Zeigefinger. Die linke Hand zeigt mit der Handinnenfläche zum Herzen und die rechte mit dem Handrücken zum Körper. Der linke Mittelfinger berührt die Stelle, an der Daumen und Zeigefinger der rechten Hand zum Kreis geschlossen sind.

Bevor Sie weiterlesen, halten Sie bitte einen Augenblick inne, und probieren Sie die Dharmachakra-Mudra aus. Sie atmen dabei ganz tief, langsam und fein und spüren die drei aneinander gelegten Fingerspitzen. Wie wird Ihnen dabei? Können Sie eventuell einen Wandel in Ihrer Stimmung bemerken? Oder nicht?

Die Hände bilden zwei Räder, und das Rad verkörpert in der indischen Mythologie die Vollendung oder das Lebensrad, das wie ein Leitfaden durch die Vielfalt der Erfahrungen ist. Es sind aber zwei Räder, und dies weist auf die Lehre der Wiedergeburt hin. Der linke Mittelfinger (Saturn) steht für den Übergang vom Diesseits ins Jenseits – von Tod und Geburt.

Für mich hat diese Mudra noch eine andere, ganz spezielle Bedeutung. Die linke Hand, die zum Herzen weist, symbolisiert meine Innenwelt, die rechte Hand weist auf meine Umwelt. Innen und Außen müssen in Einklang sein, sonst sind meine Kräfte nicht im Gleichgewicht, und ich bin nicht glücklich. Das heißt beispielsweise, dass ich meinen Beitrag für die Gesellschaft leisten muss, dass ich meine Pflichten erfüllen muss und mich erst dann zur Ruhe und in die Stille begebe. Es ist aber auch wichtig, dass ich mir genug Zeit einräume für die Einkehr, aus der ich neue Kraft und Weisheit schöpfe. Diese Mudra weist auch auf den ewigen Wandel hin. Ein Leitsatz, der für die schönen und für die schweren Zeiten gilt, heißt: *Auch das geht vorüber*. Wenn wir das bedenken, dann sind wir innerer Gelassenheit, Gleichmut und Harmonie schon wieder ein Stücklein näher.

Sie visualisieren eine Lichtgestalt, Ihr Höheres Selbst, und bitten sie um weise Führung durch die Wechselfälle des Lebens. Sie dürfen *alles* fragen. Bleiben Sie danach noch eine Weile in der Stille, und lauschen Sie – vielleicht hat Ihnen die Lichtgestalt auch etwas zu sagen.

Bejahung: Mit dankbarem Herzen will ich mich meinem Höheren Selbst, das weiß, was für mich das Beste ist, anvertrauen.

50. Vajrapradama-Mudra

(Geste des unerschütterlichen Vertrauens)

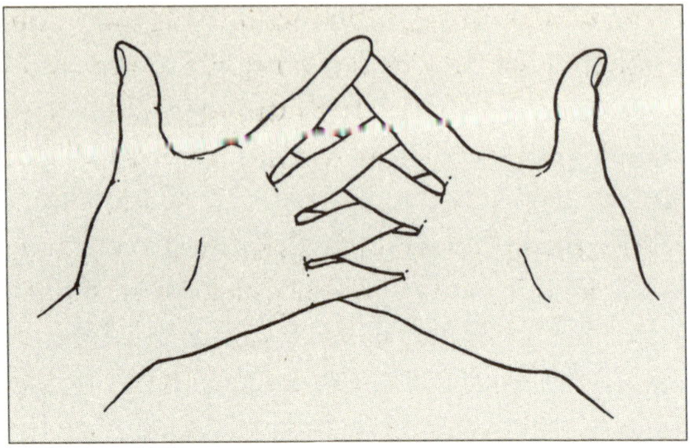

Die Finger beider Hände vor der Brust kreuzen.

Ein gefestigtes Urvertrauen ist die Basis für ein gesundes Selbstvertrauen. Wir erleben Zeiten, da glauben wir zu schaffen, was immer auf uns zukommt; und es gibt Zeiten, da verzweifeln wir, wir fühlen uns unsicher und meinen, dem Kommenden nicht gewachsen zu sein. Bei genauerem Betrachten merken wir, wie wichtig für unser Selbstvertrauen die innere Stärke ist. Wenn wir geschwächt sind, egal auf welcher Ebene (der körperlichen oder geistig-seelischen), dann schleicht sich auch die Unsicherheit ein. Die innere Kraft können wir mit gezielten Mudras, Körper- und Atemübungen aufbauen.

Ich beginne dann zu zweifeln und zu grübeln oder fühle mich unsicher, wenn ich die Verbindung mit dem kosmischen Bewusstsein verloren habe. Ist es nicht wunderbar, dass wir nur einen einzigen Gedanken davon entfernt sind und jederzeit diese Entfernung aufheben können? Das kosmische Bewusstsein oder das Göttliche ist immer da – aber wo sind wir? Diese Erkenntnis hat mein ganzes Leben verändert.

Um immer an diese Tatsache erinnert zu werden, können Sie in Ihre Tasche oder auf Ihren Schreib- oder Werktisch einen Gegenstand legen, sozusagen einen Talisman.

Zu Beginn der Meditation stellen Sie Ihre Fragen oder Bitten genau und deutlich formuliert, laut oder leise. Danach danken Sie für die Weisung, die Ihnen zuteil werden wird. Für den Rest der Meditation werden Sie einfach still und lenken Ihre Achtsamkeit auf den Atem.

Bejahung: Ich bin ein Geschöpf der großen Allmacht, deren Kraft und Macht mir jederzeit beisteht.

51. Naga-Mudra

(Naga, die Schlangengöttin, symbolisiert die übernatürliche Kraft, Weisheit, Schläue und Potenz)

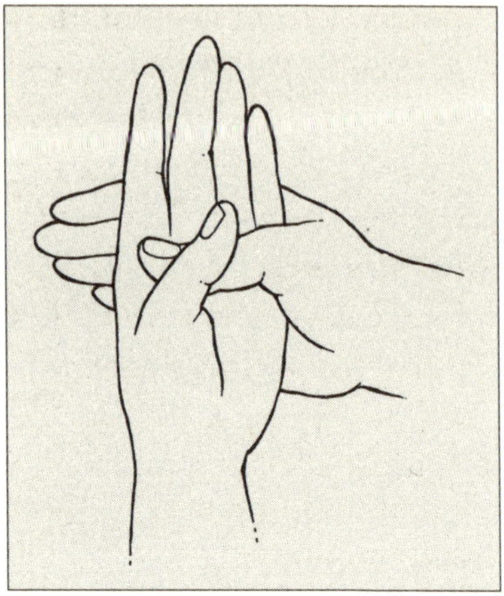

Die Hände sind vor der Brust gekreuzt, und auch die Daumen liegen gekreuzt übereinander.

Diese Geste heißt auch »Mudra zur tieferen Einsicht«. Auch wenn man den spirituellen Weg beschreitet, wird man immer wieder weltlichen Herausforderungen begegnen, und nur durch die Verarbeitung dieser kommt man weiter; und nur so erfüllt man die Bestimmung dieses Lebens. Darum kann zur Lösung alltäglicher Probleme die Naga-Mudra mit Erfolg eingesetzt werden. Auch zu Fragen über Entscheidungen, die getroffen werden müssen, über den Sinn einer Angelegenheit, über die Zukunft und über den spirituellen Weg, können Antworten erwartet werden. Wenn wir etwas wissen müssen, dann werden wir es auch zur richtigen Zeit erfahren. Aber wir müssen fragen und hören.

Ein loderndes Feuer ist ein kraftvolles Element. Es wärmt, bewegt und aktiviert. Darum bringen Visualisationen über das Feuer immer etwas in Gang, bauen Kraft auf und lösen wohltuend Spannungen. Wenn wir gedanklich das Feuer im Beckenboden entfachen, schenkt es uns nicht nur Kraft, sondern auch Licht, das wir wie eine Fackel mit uns tragen und das uns den Weg weist.

Mit Ihrer Vorstellungskraft entfachen Sie ein Feuer im Beckenboden. Lassen Sie die Flammen während der *Einatmung* weit nach oben züngeln, damit Sie der Welt mit feurigem Herzen begegnen; und Sie lassen die Flammen noch weiter nach oben steigen, damit Sie einen hellen, klaren Kopf bekommen. Ihre Atemzüge sind anfangs tief und kräftig und werden mit der Zeit langsam, fein und fließend. Jede Einatmung richtet Sie innerlich und äußerlich auf, als würden Sie nach oben gezogen. *Ausatmend* halten Sie sich an Ihrer neuen Größe fest, lassen aber innerlich jede Spannung los. Bleiben Sie noch eine Weile in der Stille. Zuerst stellen Sie Ihre Fragen, und danach lauschen Sie nach innen.

Bejahung. All mein Sinnen ist auf das Göttliche gerichtet, und seine Partnerschaft, seinen weisen Rat und seine Tat nehme ich dankend an.

52. Pushpaputa-Mudra

(eine Hand voller Blumen)

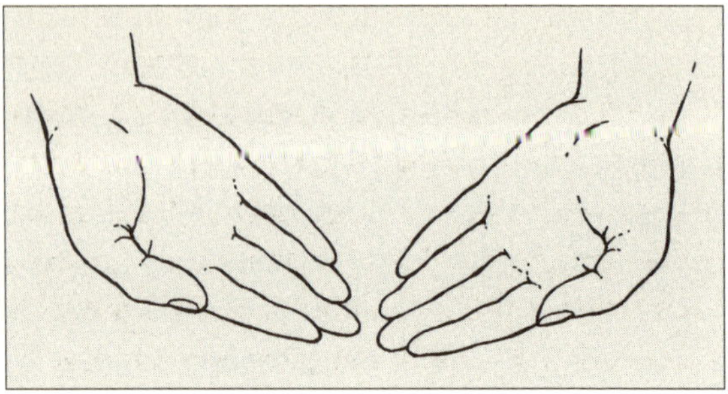

Die Hände liegen wie leere Schalen auf den Oberschenkeln. Die Finger liegen locker aneinander, und die Daumen an der Außenkante der Zeigefinger.

Es geht hier um die Offenheit und das Annehmen. Welchen Reichtum hält doch das Leben, das Universum für uns bereit? Wie oft sehen wir es nicht, gehen achtlos daran vorbei oder sind äußerlich und innerlich zu.

Wie oft vernehmen wir die sanften Winke des Universums nicht, sondern brauchen Schicksalsschläge, um wieder auf den rechten Weg zu kommen. All das kann uns erspart bleiben, wenn wir offen sind. Der Grund, warum wir uns verschließen, ist neben der Gleichgültigkeit auch die Angst. Aber das Schlechte kann nicht in uns dringen und uns nichts antun, wenn wir uns um ein reines Herz bemühen – das ist eine kosmische Gesetzmäßigkeit. Wir können nur das anziehen, dessen Entsprechung auch in uns ist. Darum ist die seelisch-geistige Hygiene so wichtig. Wir werden es kaum vermeiden können, dass hin und wieder negative Gefühle in uns aufsteigen, aber wir können sie jederzeit verarbeiten und transformieren. Das gehört zu unserem Reifungsprozess.

Die Pushpaputa-Mudra bringt diese Offenheit zum Ausdruck. Nur mit offenen Händen können wir die Welt bereichern, und nur mit offenem Geist und offener Seele kann uns das kosmische Bewusstsein beschenken.

Die beiden Hände sind wie offene Blüten, und auf Ihrem Kopf stellen Sie sich eine weitere Blüte vor. Während der *Einatmung* kommen goldene Strahlen aus dem Kosmos, welche Liebe, Wärme, Freude und Frieden verkörpern und durch die offenen Blüten in Ihr Innerstes strömen. Sie lassen sich davon erfüllen (den Atem einen Augenblick anhalten), und während der *Ausatmung* strahlen Sie diesen Reichtum durch Ihr Herz in die Welt.

Bejahung: Ich öffne mich der göttlichen Freude (oder heilenden Kraft, Licht, Liebe usw.), lasse mich davon erfüllen und strahle sie durch mein Herz hinaus in die Welt.

Die Mudras des Hatha-Yoga

Wirf deine Angst ab, verlass dich auf deine inneren Hilfsquellen, vertraue dem Leben, und es wird dir 's vergelten. Du vermagst mehr, als du denkst.

Ralph Waldo Emerson

Die ersten Aufzeichnungen über die Mudras des Hatha-Yoga finden wir in der Hatha-Yoga-Pradipika (»Pradipika« heißt wörtlich: kleine Lampe des Yoga) und in der Gheranda-Samita (gesammelte Belehrungen des Weisen Gheranda). In der erstgenannten Schrift werden 10 und in der zweiten noch 15 weitere besprochen, also insgesamt 25 Mudras. Nach diesen Schriften reichen die Wirkungen der Mudras von der Heilung alltäglicher Beschwerden über die jugendliche Frische im hohen Alter bis zur Bestimmung des eigenen Todestages. Viele Yogameister meinen aber, dass diese Versprechungen nicht wörtlich zu nehmen sind, sondern für Nichteingeweihte eine vordergründige Erklärung seien, deren Tiefe nur ernsthaft Übenden durch die Führung eines Lehrers offenbart würde. Die klassischen Mudras werden hauptsächlich zur Erweckung der Kundalini eingesetzt, um erweiterte Bewusstseinszustände zu erfahren bzw. um die Erleuchtung zu erlangen. Da solche Praktiken wie eine Gratwanderung und dementsprechend gefährlich sind, kann man sie nur bei einem versierten Lehrer lernen. So wie ich die Mudras im täglichen Leben einsetze und hier vorstelle, dienen sie in erster Linie der Gesundheit von Körper, Geist und Seele. Das ist für mich Grund genug, sie zu praktizieren.

Swami Satyananda Saraswati, ein anerkannter indischer Yogameister, hat sie erstmals für uns gewöhnliche Sterbliche beschrieben. Er gibt den Rat, die Mudras kombiniert mit den Körperstellungen (Asanas) und den Atemübungen (Pranayamas) zu praktizieren. Damit werde die Wirkung der Körper-

und Atemarbeit wesentlich verstärkt. Mudras seien auch eine ideale Vorbereitung zur Meditation. Seiner Meinung schließen sich heute auch Yoga der Energie und Kundalini-Yoga an. Zuerst stelle ich Ihnen die Mudras vor, die im Meditationssitz praktiziert werden, danach eine Mudra-Übungsfolge.

Übungen im Meditationssitz

Jnana- und Chin-Mudra

(Geste des Wissens und Geste der Weisheit)

Diese einzige im Hatha-Yoga erwähnte Hand-Mudra finden Sie auf Seite 158. Nehmen Sie den Meditationssitz ein, und halten Sie diese Mudra wie beschrieben.

Bhuchari-Mudra

(der Blick ins Leere)

- Vor einer weißen Wand den Meditationssitz einnehmen (mit Blick auf die Wand).
- Den Daumen der rechten Hand zwischen Nase und Oberlippe legen.
- Mit den Augen den kleinen Finger fixieren.
- Nach einer kurzen Weile die Hand wieder senken und weiterhin auf die Stelle schauen, wo zuvor der kleine Finger war.
- Konzentrieren Sie sich so lange wie möglich auf diese Stelle, und denken Sie dabei an nichts anderes.

Wirkung: Fördert das Gedächtnis und die Konzentration und beruhigt den Geist.

Shambavi-Mudra

(Blick nach oben zwischen die Augenbrauen gerichtet)

- Meditationssitz einnehmen und mit den Händen die Chin- oder Jnana-Mudra formen (siehe S. 158).
- Den Blick nach innen und nach oben richten, als wollten Sie in die Stirnmitte schauen.
- Die Gedanken beruhigen, möglichst an nichts denken oder den Atem beobachten.
- Die Mudra beenden, sobald die Augen ermüden.

Wirkung: Dieser Mudra bin ich beim Mentaltraining[17] begegnet. Sie wurde auch getestet und als sehr beruhigend und stressreduzierend befunden. Sie gilt als eine der höchstentwickelten Techniken des Yoga. Mit dieser Mudra könne man das Mentale transzendieren und in das Reich des höchsten Bewusstseins eintreten.

Agochari-Mudra

(Blick auf die Nasenspitze)

- Meditationssitz einnehmen, mit den Händen die Jnana- oder Chin-Mudra formen (siehe S. 158).
- Blick auf die Nasenspitze richten.
- Sobald die Augen ermüden, die Mudra beenden.

Wirkung: Diese Mudra fördert die Konzentration, beruhigt das Nervensystem und regt das Wurzelchakra an.

Akashi-Mudra

(das Bewusstsein des inneren Raumes – Zunge am Gaumen)

- Meditationssitz einnehmen.
- Daumen beider Hände auf Mittelfingerkuppe der jeweiligen Hand legen.
- Kinn etwas anheben und Augen nach oben zur Stirnmitte richten (Shambavi-Mudra).
- Zunge nach hinten rollen, und Spitze an den Gaumen legen.
- Die 4 Phasen des Atems beobachten (Einatmung, verlängerte Pause, Ausatmung, verlängerte Pause).

Wirkung: Auch dieser Mudra begegnete ich bei westlichen Mentaltechniken. Sie bringt uns in eine leichte Trance, aktiviert die Gehirntätigkeit, beruhigt die Emotionen und bringt inneres Gleichgewicht. Die Zungenstellung beeinflusst im positiven Sinne das limbische System, das für unsere Gefühle und Stimmungen verantwortlich ist. Sie begünstigt ebenfalls die Integration beider Gehirnhälften. In Bezug auf das Meridiansystem aktiviert die Zunge am Gaumen wichtige Meridiane, die dadurch einen Energieverschluss erfahren und sich vermehrt aufladen. Es lohnt sich, diese Mudra täglich über mehrere Wochen einige Minuten zu praktizieren.

Bhujangani-Mudra

(Schlangen-Atmung)

- Meditationssitz einnehmen, und die Hände in der Mudra-Stellung Nr. 8 halten.
- Sie schlucken nun die Luft, als würden Sie Wasser schlürfen, und lenken sie Richtung Bauch.

- Sie wölben den Bauch entspannt und halten die Luft für einen Augenblick in dieser Gegend.
- Sie lassen die Luft wieder hinaus, indem Sie aufstoßen.
- Es genügt, wenn Sie diese Übung 3- bis 5-mal hintereinander machen.

Wirkung: Diese Mudra stärkt den Bauch, eliminiert Gase, wirkt reinigend im Verdauungstrakt und bringt Magenbeschwerden zum Verschwinden.

Kaki-Mudra

(Rabenschnabel)

- Sie nehmen den Meditationssitz ein und
- formen die Lippen so, dass sie ein »O« bilden.
- Sie richten den Blick auf die Nasenspitze und
- atmen nun langsam und gründlich durch den Mund ein.
- Nun schließen Sie den Mund und halten den Atem ca. 10 Sekunden an.
- Atmen Sie danach sehr langsam durch die Nase aus.
- 10- bis 30-mal wiederholen.

Wirkung: Die Kaki-Mudra wirkt reinigend in Mund, Gaumen und im ganzen oberen Verdauungstrakt, vom Magen bis weit in den Darm, und verursacht dementsprechend auch eine reine Haut. Überdies wirkt sie beruhigend auf das vegetative Nervensystem. Sie verbessert auch die Geschmacksempfindungen für süß, salzig, sauer und bitter. Und schließlich regt sie noch die Speichelsekretion an und wirkt kühlend.

Yoni-Mudra

(Siegel der inneren Quelle)

- Meditationssitz einnehmen und nun langsam, rhythmisch und tief atmen.
- Atem anhalten und mit den Daumen die Ohren, mit den Zeigefingern die Augen und den Mittelfingern die Nasenlöcher schließen. Ringfinger über und kleinen Finger unter die Lippen legen, um den Mund zu verschließen.
- Die Mittelfinger von der Nase nehmen und langsam ausatmen, die andern Finger bleiben, wie sie sind.
- Einatmen und die Nasenlöcher danach wieder schließen.
- Atem anhalten und in die Stille spüren.
- Die Mittelfinger wieder wegnehmen und ausatmen …

Mehrmals wiederholen.

Wirkung: Durch die Yoni-Mudra kann eine wundersame Stille entstehen, und alle Sinnesorgane werden sensibilisiert. Auch ein schnelles und gezieltes Abschalten von äußeren Einflüssen wird erreicht.

Shanti-Mudra

(die Mudra des Friedens)

- Sie begeben sich in den Meditationssitz, schließen die Augen und legen die Hände in den Schoß.
- Sie atmen ganz aus, konzentrieren sich auf das Wurzelchakra (siehe Anhang D) und führen Mula-Bandha (siehe S. 190) aus.
- Atem einige Sekunden anhalten.
- Einatmend Mula-Bandha lösen, und wenn sich die Lunge mit Luft füllt und der Leib sich leicht wölbt, die Hände zum Magen

(Solarplexuschakra), zum Brustbein (Herzchakra), zum Hals (Halschakra) und zur Stirn (Stirnchakra) führen.

- Nun die Arme weit ausbreiten und sich auf das Kronenchakra konzentrieren.
- Langsam wieder ausatmen, die Hände wieder in den Schoß legen und sich auf das Wurzelchakra konzentrieren.
- Danach einige Atemzüge lang in die Stille gehen und die Konzentration auf den Solarplexus richten.
- Mehrmals wiederholen.

Wirkung: Vertieft den Atem und ein Gefühl des Friedens kann sich einstellen. Diese Mudra entfacht auch die Vitalenergie im Wurzelchakra, verteilt sie im ganzen Körper und verhilft damit zu innerer Stärke, persönlicher Anziehungskraft und Gesundheit – sagt Swami Satyananda Saraswati. Einen weiteren, sehr schönen spirituellen Aspekt können Sie dieser Mudra zuordnen, wenn Sie sich Ihre Kraft, die aus dem Wurzelchakra steigt, als Friedensenergie vorstellen, die Ihren Körper, Ihre Seele und Ihren Geist erfüllt und die Sie bei der Ausbreitung Ihrer Arme in die Welt senden – sie wird zu einer segnenden Geste.

Maha-Bandha

Auch die so genannten Bandhas (Verschlussübungen) werden im klassischen Yoga den Mudras zugeordnet.

- Begeben Sie sich in den Meditationssitz.
- Atmen Sie nun gut aus. Sie pressen dabei die Hände auf die Oberschenkel und spannen die Muskulatur rund um den Damm an, indem Sie gleichzeitig den Blasen- und Afterschließmuskel anspannen, so als wollten Sie Kot und Urin zurückhalten (Mula-Bandha).
- Danach ziehen Sie die Bauchdecke ein (Uddiyana-Bandha)

- und drücken das Kinn an den Kehlkopf (Jalandhara-Bandha).
- Nach einigen Sekunden lassen Sie jede Spannung wieder los, heben das Kinn wieder an und atmen tief ein.
- Mehrmals wiederholen.

Wirkung: Maha-Bandha kann bei Blasenschwäche, Hämorrhoiden, Verstopfung, Organsenkungen, schwacher Verdauung und flacher Atmung oder Nackenverspannung eingesetzt werden; sie wirkt bezüglich dieser Symptome bzw. Krankheiten vorbeugend. Durch die Kontraktionen der Bandhas wird auch die Gehirnenergie aktiviert. Ich übe Maha-Bandha meistens vor der Meditation und komme dadurch schneller in die Tiefe. Achtung! Sie kann in eine leichte Trance führen – was allerdings manchmal ganz angenehm ist.

Mudra-Übungsfolge

Wie schon erwähnt, werden im Hatha-Yoga auch einige wenige Körperstellungen als Mudras bezeichnet. Diese habe ich nun mit anderen Yogaübungen kombiniert und so eine wohltuende, sinnvolle Übungsreihe zusammengestellt. Es ist ein zusätzliches Angebot, machen Sie davon Gebrauch – oder auch nicht – je nach Bedürfnis. Wenn ja, dann sprechen Sie die am Ende der Übung angegebene Affirmation langsam vor sich hin, nach oder während der Übung im Rhythmus des Atems 1- bis 3-mal.

Diese Übungsreihe können Sie als Vorbereitung zur Meditation sehen oder auch nach der Meditation praktizieren. Besonders wenn Sie etwas länger gesessen sind, ist sie die reinste Wohltat. Selbstverständlich kann sie auch abgelöst von den Meditationen Ihr Morgen- oder Abend-Yoga-Ritual sein. Da die Wirkung maßgebend von den Gedanken und Gefühlen abhängt, die während des Übens kommen, habe ich jeder Übung eine Affirmation beigefügt.

Lockerungs- und Aufwärmeübung

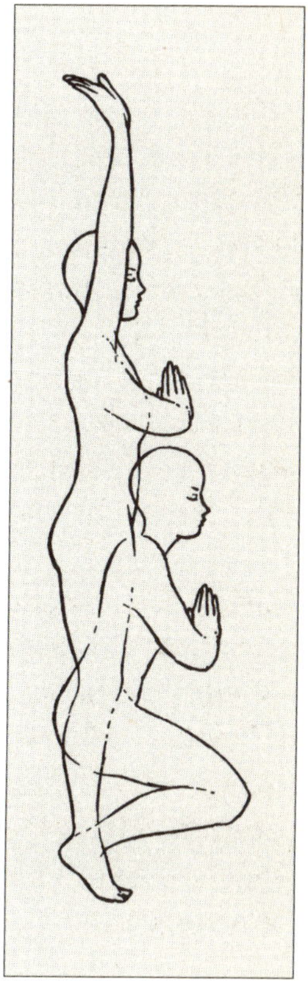

- Die Hände formen Atmanjali (Mudra-Nr. 42)
- Sie bleiben zuerst einige Atemzüge ruhig stehen und sammeln sich im Herzzentrum.
- Einatmen: Die Arme nach oben strecken.
- Ausatmen: Hände wieder zur Brust nehmen, Knie beugen und in die Hocke kommen.
- Einatmen: Wieder hochkommen, Arme nach oben.
- Ausatmen.
- Mehrmals wiederholen.

»Ich verbinde mich mit den Kräften des Himmels und der Erde.«

Wirkung: Beruhigt und sammelt den Geist und wärmt den Körper auf.

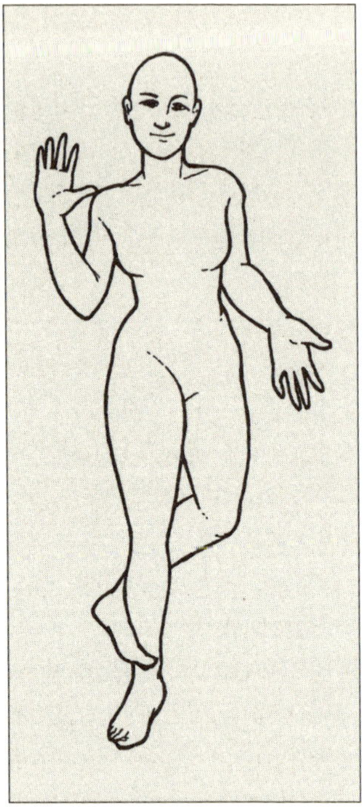

- Sie stehen auf dem rechten Bein, das linke ist angewinkelt.
- Rechte Hand mit der Furchtabwendungsgeste (Mudra Nr. 46) und mit der Barmherzigkeitsgeste (Mudra Nr. 47).
- Bleiben Sie 10 Atemzüge in dieser Stellung.
- Die Beinstellung wechseln und nochmals 10 Atemzüge in der Pose bleiben.

»Ich fühle mich geschützt und gestützt durch die himmlischen Kräfte und zeige mich wohlwollend und barmherzig jedem Mitgeschöpf gegenüber.«

Wirkung: Kräftigung der Standfestigkeit und Selbstsicherheit. Schenkt den Mut, die Güte des Herzens zu zeigen.

Yoga-Mudra

(Siegel der Einheit)

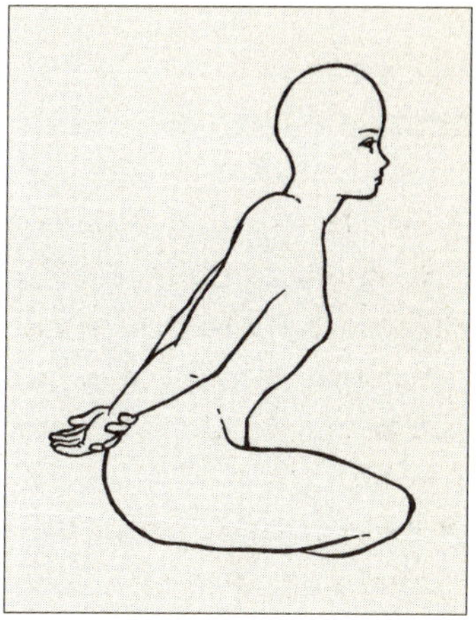

Damit Sie sich im Sitzen bequem und weit nach vorn beugen können, ist es evtl. nötig, dass Sie ein dickes, stabiles Polster unter das Gesäß legen.

- Sitz mit gekreuzten Beinen, Hände auf den Rücken, die eine Hand umfasst die andere.
- *Einatmen:* Das Bewusstsein wandert vom Wurzel- zum Stirnchakra.
- Atem anhalten: Einige Sekunden auf das Stirnchakra konzentriert bleiben.
- *Ausatmen:* Sich nach vorn beugen und das Bewusstsein wieder nach unten vom Stirn- zum Wurzelchakra lenken.
- Atem anhalten und einige Sekunden auf das Wurzelchakra konzentriert bleiben.
- *Einatmen:* Sich wieder aufrichten und das Bewusstsein vom Wurzel- zum Stirnchakra führen.
- Ausatmen.
- 6-mal wiederholen, bis es zu einer fließenden Bewegung wird.
- Nun die Beine anders herum kreuzen, die andere Hand umfassen, und das Ganze nochmals 6-mal wiederholen.

»Dankend und lobend bin ich bereit zu empfangen, was das Universum für mich bereithält.«

Wirkung: Mit dieser Mudra werden die Unterleibsorgane »massiert«, die verantwortlich sind für zahlreiche Beschwerden, z. B. Verdauungsstörungen, Verstopfung, Menstruations- und Blasenbeschwerden. Die einzelnen Wirbel werden voneinander getrennt, wodurch die Rückenmarksnerven, die zwischen den Wirbeln heraustreten, zart gestreckt und angeregt werden. Diese Nerven verbinden den ganzen Körper mit dem Gehirn, so dass sich die Vitalisierung auf die gesamte Gesundheit auswirkt. In besonderem Maß wird das Solarplexuschakra stimuliert, das als eine der wichtigsten Energiequellen gilt. Yoga-Mudra hilft auch beim Abbau von gestautem Ärger und Verspannungen und schenkt innere Ruhe und Frieden. Sie macht die Nadis, die feinstofflichen Energiekanäle, durchlässig, so dass die Urkraft aus dem Wurzelchakra nach oben steigen kann.

Drehung im Meditationssitz

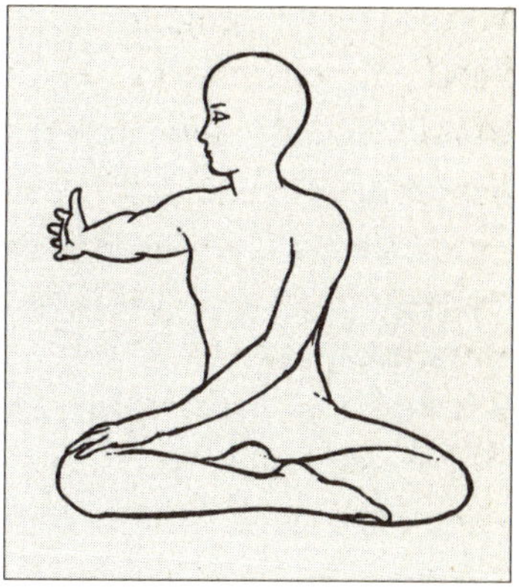

- Die linke Hand aufs rechte Knie, den rechten Arm nach hinten strecken.
- *Einatmen* und sich dabei nach rechts drehen.
- Die rechte Schulter weit nach hinten drücken, und den Blick über die Schulter werfen.
- 15 Atemzüge in der Drehung bleiben.
- *Ausatmen* und dabei wieder zur Mitte kommen.
- Arme nach oben führen, sich kräftig durchstrecken und zur anderen Seite drehen. Die Dehnung zum Schluss nach oben ist sehr wichtig.
- Die Beinstellung wechseln, sich nochmals auf beide Seiten drehen und danach nochmals durch die Mitte nach oben dehnen.

»Spiralförmig führt mein Weg zum göttlichen Ziel, wo Freude und Frieden herrschen.«

Wirkung: Massiert die Nervenknoten und Organe, stärkt das Nervensystem, Leber, Milz, Bauchspeicheldrüse und Gallenblase, regt den Stoffwechsel in den Wirbeln an und dehnt und presst Bänder und Muskeln der Wirbelsäule entlang.

Seitendehnung

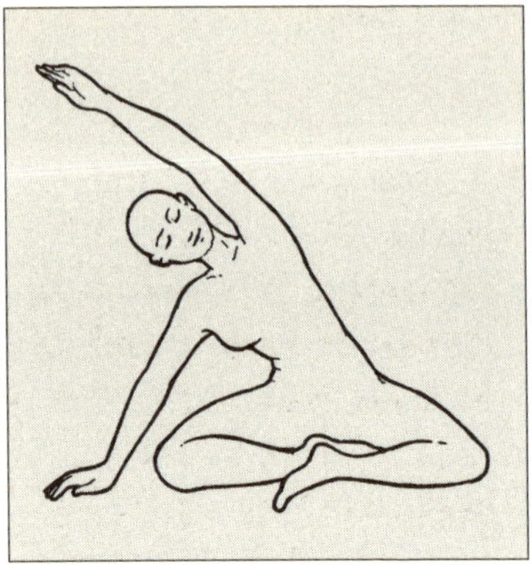

- Nehmen Sie den Meditationssitz ein.
- Beide Hände sind seitlich aufgestellt.
- *Einatmen:* Den rechten Arm heben und sich kräftig nach oben strecken.
- Atem anhalten: Den Arm nach links ziehen.
- *Ausatmen:* Den Arm seitlich senken und die Hand wieder aufstützen.
- 6-mal wiederholen, danach die andere Seite üben.
- Die Beinstellung wechseln, sich nochmals auf beide Seiten beugen.

»Ich öffne mich dem Schönen und Guten und allem, was ich für meine spirituelle Reise benötige.«

Wirkung: Unterstützt die Wirkung der vorigen Übung.

Tadagi-Mudra

(Teich-Siegel)

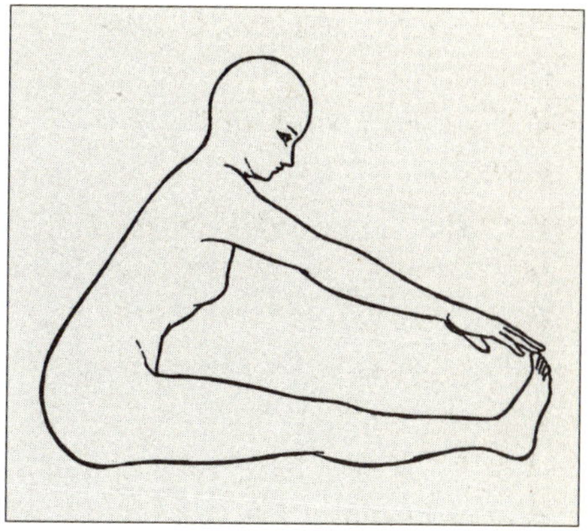

- Aufrechten Sitz mit ausgestreckten Beinen einnehmen, Finger auf die Zehen legen und Kinn etwas anziehen.
- *Einatmen:* Die Bauchdecke so weit wie möglich nach außen wölben.
- Atem einige Sekunden anhalten und sich auf das Solarplexuschakra konzentrieren. Danach langsam ausatmen und dabei den ganzen Körper entspannen.
- Nochmals entspannt ein- und ausatmen und danach den gesamten Ablauf 10-mal wiederholen

»Mit feuriger Fackel begegne ich den Herausforderungen des Lebens.«

Wirkung: Eine ausgezeichnete Übung für alle Organe, besonders für Magen, Lunge und Darm.

Maha-Mudra

(Großes Siegel)

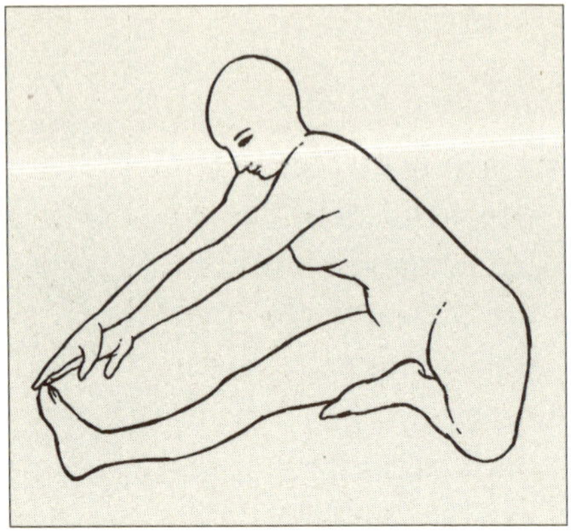

- Sitz mit gegrätschten und gestreckten Beinen: Den linken Fuß an den rechten Oberschenkel legen und nun die Finger auf die Zehen oder das Bein stellen. Kinn kräftig anziehen und den Rücken gerade halten (keinen Buckel machen).
- Nun führen Sie 3-mal Maha-Bandha (siehe S. 190) aus
- und bleiben danach 20 weitere Atemzüge in dieser Stellung.
- Sie beugen abschließend das Bein, umfassen es und entspannen sich. Sie legen die Stirn auf das Knie und ruhen 10 Atemzüge lang.
- Sie richten sich wieder auf, wechseln die Beinstellung und üben die andere Seite.

»Meine inneren Kräfte entfalten sich und erfüllen mich.«

Wirkung: Diese Mudra bringt die wichtigsten Energiekanäle wieder vermehrt zum Fließen und stimuliert die Organe in Bauch und Becken.

Pascimottanasana

(Zange)

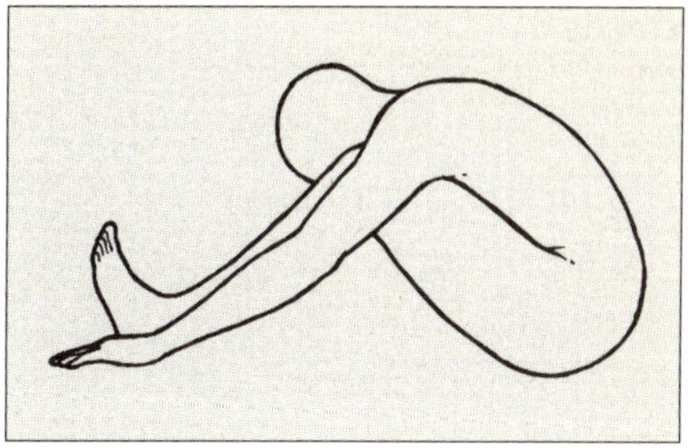

Einige Atemzüge ganz entspannt in der Vorbeuge bleiben. Der Oberkörper wird von den Beinen getragen und der Kopf hängt locker.

»Ich fühle mich von guten Mächten wunderbar getragen.«

Wirkung: Die Durchblutung im Becken verstärkt sich, Ruhe, Zentriertheit und Entspannung kehren ein. Es ist die Stellung der Einkehr.

Ardha Cakrasana

(Brücke)

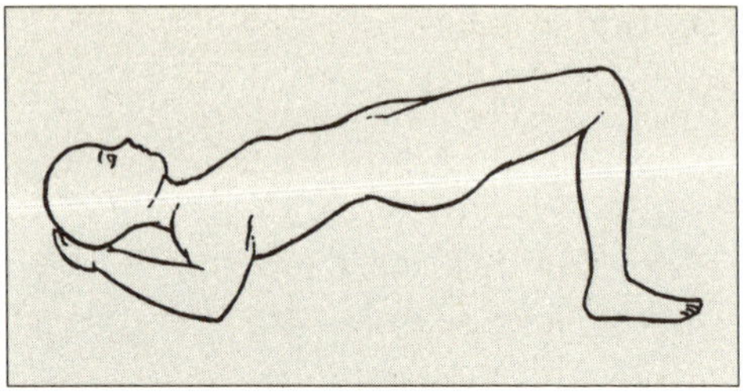

- Rückenlage, Beine hüftbreit aufgestellt.
- Einatmen: Das Gesäß und den Rücken heben.
- Atem anhalten: Den Afterschließmuskel kräftig zusammenziehen und die Beckenbodenmuskulatur anspannen (Ashwini-Mudra).
- Ausatmen und dabei die Spannung wieder lösen.
- Mehrmals wiederholen und danach während der Ausatmung den Rücken wieder senken.

»Meine Herzens-Brücke führt von der Zeit in die Ewigkeit.«

Wirkung: Stärkt und festigt die äußeren und inneren Muskeln im Bereich des Afters und des gesamten Beckenbodens. Vorbeugend gegen Erschlaffung der äußeren Afterschließmuskeln, die vielen älteren Menschen zu schaffen macht.

Pashini-Mudra

(Schlingen-Siegel – vereinfachte Form)

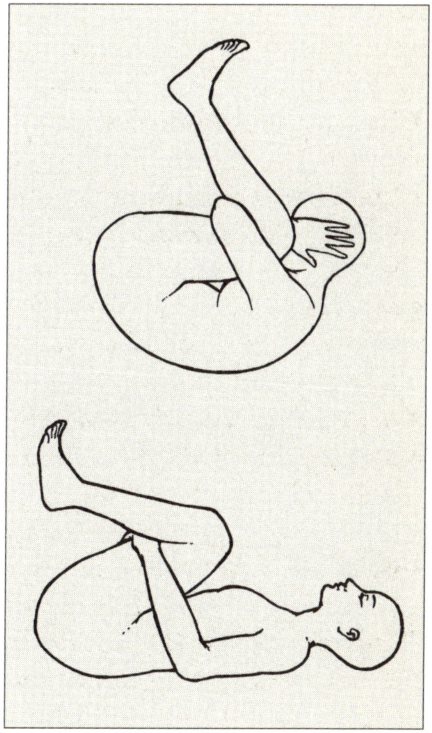

- Die Knie zur Brust ziehen, die Arme unter den Kniekehlen durchführen und die Handteller an die Ohren legen.
- 10 Atemzüge die Stellung halten (a) und danach noch einige Sekunden in der Fötusposition (b) bleiben.

»Ruhe und Frieden erfüllen mich ganz und gar.«

Wirkung: Beruhigt die Nerven und reguliert die Schilddrüse.

Viparita Karani-Mudra

(Halbkerze)

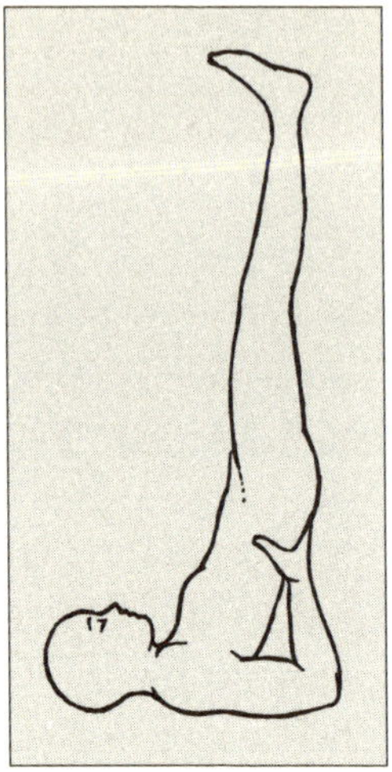

- Rückenlage, die Füße hüftbreit aufgestellt.
- *Einatmen:* Die Knie zur Brust ziehen, die Beine in die Senkrechte bringen und das Becken mit den Händen stützen.
- Konzentrieren Sie sich beim ersten Atemzug auf das Solarplexuschakra, beim zweiten auf das Herzchakra und beim dritten auf das Halschakra; beim vierten wieder auf das Solarplexuschakra usw.
- 12 bis 36 Atemzüge die Stellung halten.
- *Ausatmen:* Knie beugen, zur Stirn bringen und den Rücken sorgfältig und langsam auf den Boden zurücklegen.

»In meiner Tiefe wohnt das Höchste.«

Wirkung: Verbessert die Durchblutung im ganzen Körper und wirkt reinigend auf Lunge, Blase und Gedärme.

Kartari-Mudra

(Ruhelage)

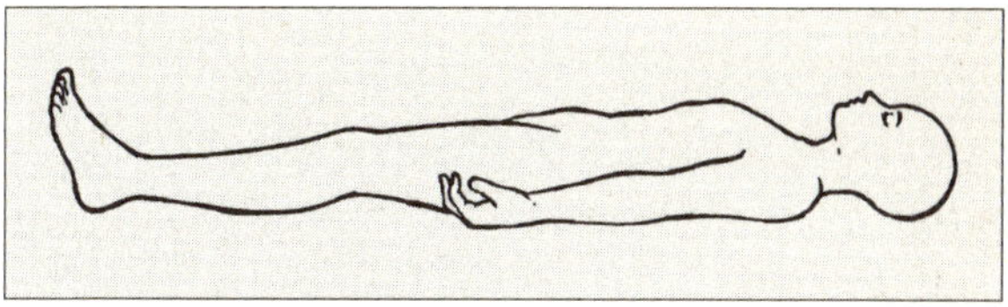

- Rückenlage; die Hände liegen neben dem Körper oder auf dem Bauch, die rechte Hand auf der linken.
- Sie atmen nun tief ein und wölben die Bauchdecke. Sobald der Bauch voll ist, rutschen Sie mit den Händen auf die Rippen, und Sie weiten diese Partie. Sind die Rippen maximal gespreizt, gleiten Sie mit den Händen auf das Schlüsselbein und heben den Bereich oberhalb der Brust an.
- Sie atmen langsam wieder aus und wiederholen den Vorgang mehrmals.

Mit jedem Ausatmen lassen Sie sich schwerer und schwerer werden. Das Gewicht geben Sie ab an den tragenden Boden. Lassen Sie sich *einatmend* erfüllen von Leichtigkeit und Licht – ausatmend geben Sie alles Schwere und Dunkle ab –, zum Schluss sind Sie voller Licht, Freiheit, Frieden und Freude.

Wirkung: Verbessert und vertieft den Atem, regeneriert das vegetative Nervensystem (Organtätigkeit) und entspannt im ganzen Körper.

So kreieren Sie eine eigene Mudra

Hinter jeder dunklen, schwierigen Frage deines Lebens verbirgt sich göttliche Weisheit. Hinter den tiefsten dunkelsten Fragen birgt sich neues, wunderbares Licht.
Otto Stockmayer

Wenn Sie dieses Buch studiert und sich mit den Energien der Hände gründlich auseinander gesetzt haben, dann können Sie auch eine eigene Mudra kreieren.

- Wenn Sie eine Mudra entwickeln, sind richtige Gesinnung und Respekt eine wichtige Voraussetzung für den Erfolg.
- Sie studieren die Qualitäten der einzelnen Finger und wählen die entsprechende Haltung aus.
- Im positiven Wortlaut formulieren Sie das Ergebnis oder Ziel, das Sie durch die Mudra erreichen wollen, in der Gegenwartsform.
- Sprechen Sie den Satz mindestens 3-mal laut und langsam im Rhythmus des Atems.
- Stellen Sie sich genau vor, wie das Ergebnis/Ziel aussieht.
- Versuchen Sie schon jetzt zu fühlen, wie es ist, wenn das Ergebnis eintrifft.
- Stellen Sie die Mudra unter die Obhut der göttlichen Kräfte, eines Heiligen oder eines Engels, den Sie besonders verehren.
- Wünschen Sie sich das Ergebnis voller Inbrunst, aber bleiben Sie trotzdem voller Geduld und Gelassenheit.

Wenn eine Mudra nicht wirkt

Der Geist, der sich gewöhnt, seine Freuden aus sich selbst zu schöpfen, ist glücklich.
Demokrit

In diesem Buch wurde viel von Heilung gesprochen, von körperlicher, aber auch von geistig-seelischer. Was ist, wenn aber nichts passiert?

Das kann verschiedene Gründe haben. Vielleicht waren Sie ungeduldig. Sie wissen jetzt, dass gerade bei chronischen Erkrankungen, die oft schon viele Jahre im Körper schlummern, bevor sie zum Ausbruch kommen, eine Mudra täglich mehrere Wochen oder Monate gehalten werden muss, bis sich die Wirkung zeigt. Es ist auch möglich, dass uns unsere Gedanken, Gefühle und/oder Stimmungen nicht gesunden lassen. Gesundheit heißt auch innerer Friede, und den können wir nur haben, wenn wir auch in Frieden mit unserer Umwelt leben. Es ist auch möglich, dass wir mit unseren inneren Kräften in Unfrieden leben. Zu diesem Thema habe ich das Buch *Innere Kräfte entdecken und nutzen* geschrieben. Es zeigt auf, was uns alles krank machen kann und wie wir liebevoll daran arbeiten können, Zerstörerisches aufzulösen oder umzuwandeln.

Anhang A. Ernährung

Es ist niemals zu spät,
sich sein Schicksal zu schaffen.
Maria Herbert

Mudra-Experten wie Keshav Dev und Kim da Silva empfehlen, gleichzeitig mit der Praxis der Mudras auch auf die Ernährung zu achten. Auch die alten Yogis wussten das schon. Wie weit wir für die Körperflüssigkeiten (Blut, Lymphe) wie auch für die grob- und feinstofflichen Energien durchlässig sind, hängt weitgehend von der Verschlackung des Körpers ab; und was den Körper verschlackt, ist vorwiegend von der Nahrungsauswahl abhängig. Ein kleines Beispiel: Einer meiner Bekannten, der seit Jahren Medikamente gegen hohen Blutdruck braucht (Ablagerungen in den Gefäßen können die Ursache von hohem Blutdruck sein), verträgt die Medikamente auf einmal nicht mehr. Mit größten Bedenken von Seiten des Arztes reduzierte er sie auf ein Minimum; und er fühlte sich dabei viel wohler, und der Blutdruck blieb normal. Wie kam das? Ganz einfach: Seine Frau stellte die Ernährung um, und nach wenigen Monaten reagierte er, weil die Ablagerungen in den Gefäßen abgenommen hatten.

Ich habe mich schon vor Jahren intensiv mit Ernährung auseinander gesetzt. Als ich noch in der Altenpflege tätig war, machte ich mir bei den Hausbesuchen einen Spaß daraus, schon an der Tür die Leute zu betrachten und zu raten, was wohl alles in der Küche steht. Ich täuschte mich selten. Würde ich wieder so essen, »wie man isst«, dann wären bei mir innerhalb kürzester Zeit das Asthma und die Allergien wieder da. Es ist tatsächlich so, dass seit 1985 meine Allergien weg sind und nie mehr zurückkamen, weil ich damals eine 9-tägige Zitronensaftkur gemacht habe. (Anleitung und Rezept siehe S. 224)

So esse ich zur Zeit:
Nach dem Aufstehen trinke ich ein Glas Wasser.
Frühstück: Grün- oder Kräutertee, Vollkornbrot mit Butter oder Quark und Keimlingen und ein Stück Käse.
Mittagessen: Viel Salat oder gedämpftes Gemüse, Hülsenfrüchte und ein Getreide- oder Kartoffelgericht.
Abendessen: So wenig wie möglich, z. B. Gemüsesuppe, Brot, Käse, Flockenmüsli mit Banane.
Zwischendurch: Vormittags viel Wasser, Tee und Früchte, nachmittags eine Tasse Kaffee mit einem kleinen Stücklein Schokolade oder einigen Biskuits.
Fleisch oder Fisch esse ich nur hin und wieder am Wochenende. Ein Zuviel an Fleisch beeinträchtigt meine Atmung und macht mich aggressiv; aber noch viel wichtiger: Ich liebe die Tiere und mag sie darum nicht essen. Auch Milch, Tomaten, Peperoni und Kiwi habe ich vom Speisezettel gestrichen, weil sie die Verschleimungen in der Lunge und im ganzen Verdauungstrakt verstärken.

Eines ist sicher: Ihren Speiseplan müssen Sie sich selbst zurechtlegen und immer wieder neu den Bedürfnissen Ihres Körpers anpassen. Überfordern Sie sich nicht, bringen Sie lieber Ihre Raffinesse ins Spiel. Den Fleischkonsum (mein Vater war Fleischer und Fleisch war deshalb daheim die Hauptsache) habe ich reduziert, indem ich mich jeden Tag fragte: »Muss es Fleisch sein, oder könnte ich meinen Hunger und meine Gelüste auch mit etwas Vegetarischem stillen?« Wenn ich Lust auf Fleisch hatte, dann genoss ich das Fleisch. Aber immer mehr merkte ich, dass ich genauso gut etwas anderes essen konnte. Mit der Zeit reduzierte ich das Fleisch auf ein Minimum. Halten Sie sich die kraftvollen und intelligenten Elefanten vor Augen, es sind Vegetarier.

Mit einem Trick habe ich auch den übermäßigen Schwarzteekonsum (meine einzige Sucht, die ich je hatte) reduziert. Ich mischte ihn mit Grüntee und vermehrte den Anteil von Grüntee laufend – bis der Schwarztee nicht mehr nötig war. Meine Kräuterberaterin, Lisbeth Steudler, schwört auf Grüntee, da er wie kein anderer wirklich jederzeit getrunken werden kann. Er wirkt entschlackend, tut den Nieren, Harnwegen und der Blase gut und wirkt prophylaktisch gegen Krebs. Noch ein Tipp: Er sollte nicht mit kochendem, sondern mit leicht abgekühltem Wasser übergossen werden.

Empfehlenswert ist auch die Jahreszeiten-Teemischung nach der chinesischen Fünf-Elementenlehre, die Sie in Reformhäusern und Drogerien bekommen. Im Frühling eine Teemischung für Leber und Gallenblase, im Sommer für Herz und Kreislauf, im Herbst für Magen und Bauchspeicheldrüse, im Spätherbst für Lunge und Dickdarm und im Winter für Nieren und Blase. Vielleicht können Ihnen die folgenden Tipps die Richtung weisen:

- Kaufen Sie gerade bei Öl, Essig, Meersalz, Vollkorngetreide, Milchprodukten nur erstklassige Ware und wenn möglich Biogemüse.
- Essen Sie vormittags viel Obst, und trinken Sie viel.
- Essen Sie mittags vorwiegend Salate und proteinhaltige Nahrung.
- Abends essen Sie so wenig wie möglich und vorwiegend gekochte Gemüse- und Getreidegerichte.
- Essen Sie einfach, und mischen Sie nicht mehr als drei verschiedene Gemüsesorten.
- Kauen Sie gut, essen Sie langsam, in einer guten Stimmung, und genießen Sie es.

Mit diesen wenigen Anhaltspunkten können Sie sich eine vollwertige, vernünftige Ernährung zusammenstellen – eine Ernährung, die Ihren Organismus nicht unnötig belastet und verschlackt, sondern aufbaut, Ihren Körper gesund erhält, Ihren Geist erfrischt und Ihr Gemüt beschwingt.

Keine Regel ohne Ausnahme! Wenn Sie keinerlei Beschwerden haben, gehen Sie sicher auch gerne einmal essen. Tun Sie das auf alle Fälle, und genießen Sie es!

Anhang B: Gegen jedes Übel ist ein Kraut gewachsen

Die beständige Anschauung des Schönen und Großen (und Kleinen) soll unseren Geist liebevoll und glücklich machen.

Jakob Burckhardt

Bei der Auswahl der Kräuter haben die erfahrene Drogistin Lisbeth Steudler aus Köniz bei Bern und ich darauf geachtet, dass die meisten aus unserer Region stammen und in jeder Drogerie erhältlich sind. Kaufen Sie nur erstklassige Ware, auch wenn es erheblich mehr kostet. Heute kann mit speziellen Messgeräten genau analysiert werden, wie viel der heilenden Substanzen noch in einem getrockneten Kraut vorhanden sind. Anpflanzung, Pflege, Ernte, Trocknung und Lagerung spielen eine große Rolle. Um die optimale Qualität zu erhalten, sind großes Sachverständnis und Sorgfalt nötig – das hat seinen Preis.

Wenn Sie viel Kräutertee trinken, müssen Sie die Sorte wechseln, sobald die Besserung eintritt. Die Heilsubstanzen vieler Pflanzen wirken wie Medikamente und können bei einem Übermaß Schaden anrichten. Viele Kräuter wirken sofort, denken Sie beispielsweise an den Lindenblütentee, der innerhalb weniger Minuten einen Schweißausbruch verursachen kann. Die Wirkung anderer Sorten spürt man erst nach Stunden oder Tagen.

Ferner können Sie sich mit dem betreffenden Kraut auch geistig verbinden, indem Sie sich mit dem Wesen der Pflanze auseinander setzen. Dazu gibt es heute wunderbare Bücher (siehe Literaturverzeichnis).

Wenn Sie auf Wanderungen Pflanzen begegnen, dann besprechen Sie doch mit ihnen Ihr Anliegen. Schenken Sie sich zum nächsten Geburtstag eine Lupe, um die große Vollkommenheit der kleinsten Pflänzchen bewundern zu können – neue Welten werden sich Ihnen offenbaren. Wenn Sie krank sind und sich nicht in der Natur aufhalten können, erfüllen Pflanzenfotos den gleichen Zweck. Darüber nehmen Sie Verbindung auf mit den Pflanzengeistern, und darauf kommt es an. Die meisten Pflanzen sind und wirken sanft – es sind die zarten Berührungen, die heilen und helfen. Sie heilen nicht nur den Körper, sondern auch Geist und Seele, wie der »Vater« der Bach-Blüten, Eduard Bach, nachweisen konnte. Öffnen Sie sich ihnen jetzt – es ist genau der richtige Zeitpunkt.

PS: Beachten Sie aber bitte auch die »nichtsnutzigen« Pflänzchen, auch sie sind Geschöpfe der kosmischen Kraft und bergen sicher ein ganz besonderes Geheimnis in sich.

Anhang C: Die chinesische Fünf-Elementenlehre

Die einfachsten Wahrheiten sind es gerade,
auf die der Mensch
immer erst am spätesten kommt.
Ludwig Feuerbach

Schon seit einigen Jahrtausenden spielt die Energie des Körpers in der chinesischen Medizin eine bedeutende Rolle. Es geht um die Energie im Allgemeinen und um die Energie der einzelnen Organe im Besonderen.

Die alten Chinesen beobachteten, dass nicht jede Energie die gleiche Qualität hat. Sie benannten diese den Eigenschaften gemäß nach den Elementen: Holz – Feuer – Erde – Metall – Wasser. Der Mensch trägt also beispielsweise die Eigenschaften des Holzes in sich; besonders in der Energie bzw. in den Meridianen der Organe Leber und Gallenblase, aber auch in seinem Denken und Fühlen. Ist diese Energie nun schwach, zeigt sich das in den entsprechenden Organen und natürlich auch in seinen Gedanken und Stimmungen. Mit dem Praktizieren der Mudras und den zugeordneten Meditationsbildern und Affirmationen wird positiv auf die entsprechende Energie eingewirkt und damit auch auf die geistig-seelische Ebene.

Die den fünf Elementen zugeordneten Eigenschaften:

Holz steht für Wachsen, Neubeginn, Durchhalten, Aktivität.
Feuer steht für Individualität, Hitze, Großzügigkeit.
Erde steht für Zentrierung, Verdauung, Wandel, Stabilität.
Metall steht für Klarheit, Sauberkeit, Kommunikation.
Wasser steht für Anpassungsfähigkeit, Sensibilität, Ruhe und für die Speicherung der Lebensenergie.

Die folgende Tabelle gibt Ihnen eine kurze Übersicht über die Zuordnung der verschiedenen Eigenschaften zu den fünf Elementen. Im unteren Teil der Tabelle ist aufgelistet, was ein Element bzw. die zugeordneten Organe stärkt oder schwächt. Gegebenenfalls lohnt es sich darüber nachzudenken, was man zusätzlich zu den Mudras noch tun oder lassen könnte, um die Heilung zu unterstützen, zumal einige der Ratschläge doch recht angenehm sind. Mehr lachen, singen, tanzen oder sich an der frischen Luft aufhalten, sollte ja nicht gerade so erschreckend sein. Wann haben Sie das letzte Mal einen lustigen Film angesehen oder ein humorvolles Buch gelesen? Wann getanzt – wann gesungen – wann ein rauschendes Fest gefeiert?

	Holz	Feuer
Jahreszeiten	Frühjahr	Sommer
Strömungsrichtung der Energie	nach oben	in alle Richtungen
Zugeordnete Meridiane und Organe	Leber Gallenblase	Herz Dünndarm Kreislauf Dreif. Erwärmer
Sinnesorgane	Augen	Zunge
Körperstrukturen	Sehnen, Gelenkknorpel Nägel, Haare	Blutgefäße Körper- temperatur
Geschmacks- richtung	sauer	bitter
Farbe	Grün	Rot
Form	hoch zylindrisch	dreieckig spitz scharfkantig
Emotionen	Güte Kontrolle Tatendrang Wut	Freude Offenheit Hass
Was stärkt das Element?	Ruhe – besonders im Liegen, Freude, Entspannung, Gelassenheit, positive Zukunfts- visionen	Feste feiern, emotionale Wärme und Zuneigung, Freude, Wandern oder Joggen, Tanzen
Was schwächt das Element?	zu viel Arbeit, zu viel Sex, zu viel Reisen, zu viel Essen, zu viel Ärger	zu wenig Bewegung, emotionale Kälte, Einsamkeit, übermäßige und andauernde geistige Konzentration

Erde	Metall	Wasser
Spätsommer	Herbst	Winter
nach unten	nach innen	
Milz/ Bauspeicheldrüse Magen	Lunge Dickdarm	Nieren Blase
Mund	Nase	Ohren
Muskeln	Haut	Knochen
süß	scharf	salzig
Gelb/Braun	Weiß	Blau/Schwarz
flach rechteckig	rund	wellig unregelmäßig
Ruhe Zentriertheit Mitgefühl Sorge	Mut Ordnungssinn Trauer Groll	Milde, Anpassung, Zufriedenheit, Geborgenheit und Unzufriedenheit, Angst
Singen harmonisches Zuhause, Geborgenheit, gutes Essen im richtigen Maß und in harmonischer Atmosphäre	viel Bewegung im Freien, Atemübungen, ausreichend Raum und Zeit haben	stille Freude, Aktivität und Ruhe in richtiger Dosierung, gesunde Ernährung
zu viel Reisen, Wohnortwechsel Sorge um andere und zu viel Süßes, Kaltes oder Rohkost	Zeitmangel, zu viel Enge, Kontaktlosigkeit, Trauer, schleimbildende Nahrungsmittel	Schlafmangel, unregelmäßiger Lebensstil, Ängste, Dauerstress, Lärm, Lichtberieselung, Ausschweifungen

Anhang D: Einige Worte zu den Chakren

Liebe bleibt die goldne Leiter,
worauf das Herz zum Himmel steigt.
Emanuel Geibel

Da es zum Thema Chakren mittlerweile sehr viel Literatur gibt, erkläre ich hier nur ganz kurz, was sie sind und wo sie sind.

Wie schon anfangs erwähnt, besteht der Mensch aus verschiedenen Energieebenen: grobstofflichen und feinstofflichen. Der Wirbelsäule entlang befinden sich fünf Energiewirbel, die sich wie Räder bewegen und ihre bestimmten Farbtöne aufweisen. Ein weiterer Wirbel sitzt im Stirnbereich und noch einer oberhalb der Schädeldecke. Das sind die so genannten Hauptchakren (es gibt noch andere, kleinere). Die fünf Chakren, die sich entlang der Wirbelsäule befinden, werden den fünf Fingern zugeordnet. Die Chakren können mit Transformatoren, wie man sie in der Elektrizität kennt, verglichen werden. Sie sammeln einströmende Energie, verarbeiten und transformieren sie und verteilen sie wieder. Sie sind wie Knotenpunkte der Energiebahnen, Nadis genannt, die ihnen Energie zuführen und ableiten. Außerdem verwandeln sie die Frequenzen in für den Menschen verständliche Empfindungen, nämlich Denken und Fühlen. Sie sorgen dafür, dass Energiemangel ausgeglichen wird und die diversen Energien sich am richtigen Platz befinden. Sie können auch als die Organe des Energiekörpers bezeichnet werden.

Wird nun das Bewusstsein für eine Weile und öfters auf ein Chakra gelenkt, wird dessen Energie aktiviert. Damit ist aber nicht zu spaßen, denn ein Zuviel an Energie kann auch schädlich sein. Wenn Sie sich an meine Anweisungen halten, kann nur

Gutes passieren. Ist der Körper geschwächt, arbeiten gewöhnlich auch die Chakren zu schwach, und etwas mehr Power kann nicht schaden.

Wenn Sie sich weiter in die Wirkungsweise vertiefen und mit den Chakren beschäftigen möchten, empfehle ich Ihnen das Buch von Swami Sivananda Radha: *Kundalini-Praxis – Verbindung mit dem inneren Selbst.*

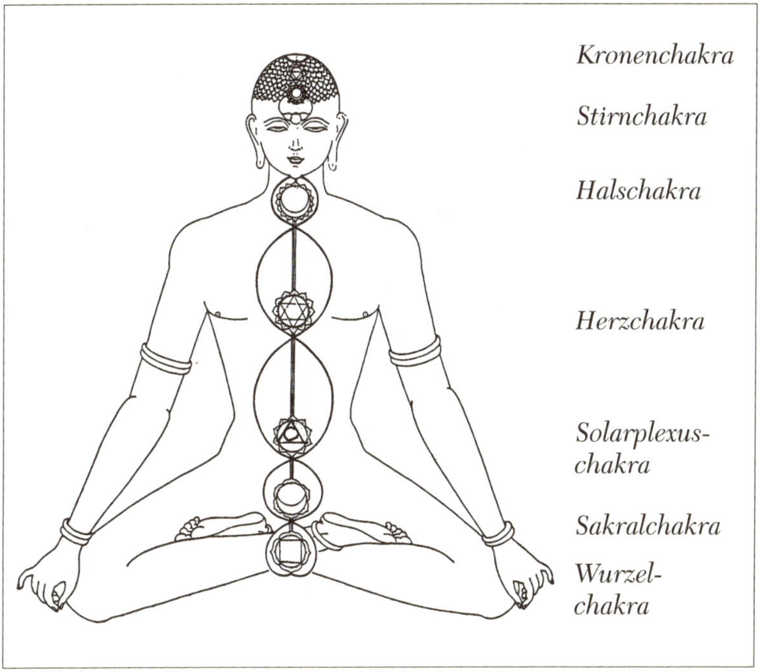

Wie Sie aus der nachfolgenden Tabelle ersehen, sind den Chakren bzw. den einzelnen Fingern (siehe S. 47) u. a. auch Charaktereigenschaften und Talente zugeordnet.

Wurzelchakra (Muladhara)	Vitalität, Erdverbundenheit, Urvertrauen, Selbstsicherheit, Geborgenheit im Einklang mit den Naturgesetzen.
Sakralchakra (Swadhisthana)	Arterhaltung, Sexualität, Familie, Geselligkeit, Kreativität, Verbundenheit mit der Umwelt.
Solarplexuschakra (Manipuraka)	Vorstellungsvermögen, Zukunftsvisionen, Tatendrang, Vergangenheitsbewältigung, Zersetzung; das innere Feuer, das aufbaut und zerstört.
Herzchakra (Anahata)	Lebenslust, Freude, Liebe, Zuneigung; Quelle der unbedingten, selbstlosen Liebe zum Mitmenschen, zu jeder Kreatur, zu jedem Element und zur ganzen Schöpfung.
Halschakra (Vishuddha)	Reinheit, Ethik, Wissen, erweitertes Bewusstsein, vollkommene Harmonie.
Stirnchakra (Ajna)	Auflösung der Dualität, Regulierung aller mentalen Vorgänge; rationales Denken, Intuition, Inspiration, Gedächtnis. Hier sieht sich der Mensch als Einheit – Bewusstsein, Über- und Unterbewusstsein fließen zusammen.
Kronenchakra (Sahasrara)	Zustand der Glückseligkeit, hier verbindet sich das individuelle Bewusstsein mit dem kosmischen Bewusstsein.

Ein Wort zum Schluss

Wohin mein Weg mich führen mag,
der Himmel ist mein Dach,
die Sonne kommt mit jedem Tag,
die Sterne halten Wach.
Josef Eichendorff

Mit viel Freude und Dankbarkeit im Herzen beende ich dieses Buch, denn durch das Forschen und Schreiben bin ich selbst auch wieder ein Stück weitergekommen. Ich habe viele neue Einsichten gewonnen, die mir auf meinem weiteren Lebensweg von großem Nutzen sein werden. Die wichtigste Lektion war wohl das immerwährend neue Aufbauen der Zuversicht – das Vertrauen in eine Höhere Macht. Als ich mit den Forschungen begann, lernte ich innerhalb weniger Monate »per Zufall« Menschen kennen, die sich wissenschaftlich und/oder praktisch mit den Mudras auseinander setzten und sie schon seit Jahren mit Erfolg anwendeten. Meine Fragen wurden immer beantwortet: durch ein Gefühl, eine innere Stimme, ein Buch, ein Medium (Zeitung, Radio, Fernsehen), einen plötzlichen Anruf. Diese wunderbare Erfahrung habe ich in den letzten Monaten oft gemacht, und das zeigte mir einmal mehr, dass es Etwas gibt, das wir nie werden erfassen können – das große Geheimnis, das Göttliche. Ich erzähle Ihnen das, um Ihnen Mut zu machen. Ich bin keinen Deut besser oder mehr als Sie – wenn mir geholfen wird, dann ist auch für Sie in jeder Lebenssituation Hilfe da. Aber dafür müssen Sie sich öffnen.

Aber diese Zuversicht ist für die meisten von uns nicht einfach da. Vielleicht sind Sie mir ähnlich (darum hat Sie mein Buch vermutlich angesprochen), dann müssen Sie, genau wie ich, immer wieder an diesem Urvertrauen arbeiten. Dabei haben mir folgende Verhaltensweisen besonders geholfen. Gehen Sie möglichst viel in die Stille – wenige Minuten genügen. Nehmen Sie alles, was Sie unzufrieden oder gar unglücklich macht, ernst und suchen Sie *beharrlich* nach einer Lösung. Jeder Mangel an Gesundheit oder Lebensfreude, den wir verspüren, weil unsere Beziehung zu uns, zu den Mitmenschen oder unserer Tätigkeit nicht befriedigend ist, hat eine besondere Bedeutung und ist wie ein Hindernis, das überwunden werden muss, d. h., dass diese Herausforderung bearbeitet werden muss, um auf dem Lebensweg weiterzukommen.

Wir können unsere Lebensaufgaben mit knirschenden Zähnen oder aber mit einem spielerischen Flair angehen. Und je ernster die Angelegenheit ist, umso mehr kann uns die Leichtigkeit des *Humors* hindurchhelfen. Der vermag uns auch über den größten Stolperstein zu heben. Vielleicht stellt er uns kurzerhand *auf* den Stein. Je größer der Stein ist, deto besser die Übersicht! Wichtig ist auch, dass Sie dabei *gelassen und offen bleiben*. Wenn es vorerst nicht klappt, dann wartet mit großer Sicherheit etwas Besseres auf Sie. So wurde mir schon oft etwas vor der Nase weggeschnappt – aber was danach kam, war immer besser. Manchmal ergibt sich auch eine Lösung, die vorerst gar nicht so toll aussieht und die sich erst im Nachhinein als optimal erweist.

Egal wie trüb sich die Gegenwart präsentiert, *genießen Sie die kleinen Schönheiten des Alltags*. Auch in Ihnen steckt ein Lebenskünstler, und ein Lebenskünstler versteht es, aus allem das Beste und die kleinen Freuden zu großen Ereignissen zu machen. Ein Lebenskünstler versteht es auch, sich selbst zu verwöhnen. Wenn Sie dabei ein Experte geworden sind, können Sie mit dieser Kunst auch Ihre Umgebung beglücken.

Wichtig ist es auch zu wissen, dass alles, was sich entwickeln soll, ob das nun Zuversicht, Gelassenheit, Beharrlichkeit oder Humor ist, Zeit braucht, mit Rückschlägen verbunden ist und einmal mehr und einmal weniger präsent ist. So mag Sie dieses Buch eine Weile begleiten, Sie haben Erfolg und legen es wieder zur Seite. Bald merken Sie, dass sich wieder alte Muster zeigen. Kein Problem, Sie nehmen das Buch einfach wieder zur Hand und praktizieren wieder vermehrt die Mudras. Auch wenn es äußerlich den Anschein hat, als wären Sie wieder ganz am Anfang, werden Sie bald merken, dass dem nicht so ist. Sie werden das Buch dann mit etwas anderen Augen sehen und sicher neue Tiefen im Buch und in sich erfahren. Wir können unseren Lebensweg wie eine Spirale sehen, die sich um den Berg zum Gipfel schlängelt. Wir kommen dabei immer wieder an der gleichen Bergseite vorbei, da, wo der Weg beschwerlich ist, aber immer auf einer höheren Ebene. Gehen wir also mit offenen Augen und frohen Mutes weiter.

Bleiben Sie dabei immer in *froher Erwartung*. Was begegnet Ihnen wohl nach der nächsten Wegbiegung? Was erwarten Sie? Sie können sich gar nicht vorstellen, was ich mir vor Jahren, bevor ich Yoga praktizierte, alles an Grauenhaftem ausmalte, was demnächst oder in späteren Jahren passieren würde. Meine Phantasie war fast grenzenlos. Wir können uns alles vorstellen, das Schöne – das, was uns glücklich macht – oder jede Krankheit, tiefste Einsamkeit, Verarmung usw. Warum nicht das Beste erwarten und dann getrost sehen, was kommt? Ich habe es gelernt und bin dabei, diese Fähigkeit immer noch mehr zu verfeinern. Versuchen Sie es – dann winkt hinter jeder Wegbiegung ein neues kleines oder großes Abenteuer. Ich erfahre immer wieder und immer öfters, dass sich meine Erwartungen erfüllen. Das ist eine kosmische Gesetzmäßigkeit.

Kurz und gut: Praktizieren Sie in der Stille die Mudras, bleiben Sie dabei beharrlich und achtsam. Suchen Sie immer nach Lösungen, und bleiben Sie offen für das Neue. Erwarten Sie immer das Beste – und freuen Sie sich auf all das, was auf Sie wartet. Ich drücke Ihnen, liebe Leserin, lieber Leser, die Daumen.

Möchten Sie gerne noch tiefer in die Thematik der Mudras eindringen oder sich mit weiteren ergänzenden Themen befassen, dann besuchen Sie meine Website im Internet oder fordern Sie einfach schriftlich Informationsmaterial über die Yoga-Mudra-Meditation-Wochenenden an. Schreiben Sie an:

Yogaschule am Wildbach
Felsenstrasse 12 a
CH – 8008 Zürich
www.gertrudhirschi.ch

Zum Abschluss noch ein paar Worte in eigener Sache. Da sich die meisten Fragen nicht mit ein oder zwei Sätzen klären lassen, ist es mir aus zeitlichen Gründen leider nicht möglich, Anfragen schriftlich zu beantworten. Dafür möchte ich Sie an dieser Stelle um Verständnis bitten.

Zitronensaftkur

Die Zitronensaftkur hat einen tief greifenden Reinigungseffekt im ganzen Verdauungstrakt und regeneriert alle dazugehörenden Organe. Gerade wegen dieser massiven Wirkung sollte diese Kur nur von gesunden Menschen praktiziert, andernfalls das Vorhaben mit dem Hausarzt oder Heilpraktiker besprochen werden.

Für ein Glas (ca. 1,5 dl) brauchen Sie:
2 Esslöffel frisch gepressten Zitronensaft (ca. ½ Zitrone)
2 Esslöffel Ahornsirup
1 Prise Cayennepfeffer

Zitronensaft, Ahornsirup und Cayennepfeffer in einem Glas mischen und mit kaltem oder lauwarmem Wasser auffüllen.

Trinken Sie tagsüber 6 bis 12 Gläser Zitronensaft und zwischendurch Pfefferminztee.

Verwenden Sie frische Zitronen aus biologischem Anbau und Ahornsirup von bester Qualität.

Ruhen Sie tagsüber so viel wie möglich in der Rückenlage, und machen Sie jeden zweiten Tag einen Einlauf. Dabei kann die Entgiftungs-Mudra (siehe S. 140) praktiziert werden.

Die Zitronensaftkur wurde von Stanley Burroughs entwickelt, einem aus Hawaii stammenden Naturheilpraktiker, der damit auch die meisten Erfahrungen gesammelt hat. Die Anleitung stammt aus seinem Buch *Healing for the Age of Enlightenment*.

Anmerkungen

1 Diese Yogarichtung ist im Westen am populärsten. Sie beinhaltet Körper-, Reinigungs- und Atemübungen.
2 Das Ziel dieser Yogarichtung ist die spirituelle Kraft, die in jedem Menschen am unteren Ende der Wirbelsäule ruht, aufzuwecken und sie durch die Wirbelsäule aufsteigen zu lassen, bis sie sich oberhalb des Scheitels mit dem Göttlichen vereint.
3 Lothar-Rüdiger Lütge: *Kundalini*. S. 72.
4 Ingrid Ramm-Bonwitt: *Mudras – Geheimsprache der Yogis*. Umschlag.
5 Eine der großen Richtungen der Gottesverehrung im modernen Hinduismus. Hier wird hauptsächlich Shakti, die Gemahlin des Hindugottes Shiva, als »Göttliche Mutter« verehrt.
6 Diese und alle folgenden Angaben von Keshav Dev über die Wirkung der Mudras habe ich dem Artikel »Yoga mit dem kleinen Finger« von Ram Panjaabi, *esotera* 9/88, entnommen.
7 Lutz Berger: »Die Magie der heilenden Klänge« in: *esotera* 6/97, S. 27.
8 Siehe Fußnote 6.
9 Dean Ornish: *Revolution in der Herztherapie*.
10 Mentaltraining, das von Günter und Margarete Friebe entwickelt wurde. Das Ehepaar kam 1973 in den USA in Kontakt mit den Methoden Mind Control, Mind Development und Alphagenics. Innerhalb der letzten 20 Jahre haben sie diese Methoden verfeinert, so dass heute ein eigenständiges, sehr effizientes Mental-Trainingsprogramm vorliegt (siehe dazu auch Literaturverzeichnis).

11 Kim Tawm: *Geheime Übungen taoistischer Mönche.* S. 89.
12 ebenda
13 Pubococcygeus-Muskel im Damm zwischen After und Geschlechtsteilen. Nach eingehenden Untersuchungen kamen Forscher zu dem Ergebnis, dass sich das Anspannen dieses Muskels wie eine Energiepumpe auf das Gehirn auswirkt.
14 Jo Conrad und Benjamin Seiler: »Atmen Sie sich gesund« in *ZeitenSchrift* 5/95, S. 5.
15 Sofie Rodelli: *Handübungen als Heilgymnastik.* S. 73.
16 Aus: *Die Gedichte.* (c) Suhrkamp Verlag, Frankfurt 1970: »Wir leben hin«, S. 299.
17 Gerhard H. Eggetsberger: *Power für den ganzen Tag.* S. 40.

Bildquellennachweis

S. 50/51: *Die Hand*, Lori Reid, München 1997, S. 220/22 1; S. 54/55: *Handlesen*, G. Hürlimann, Wettswil, S. 251 u. 268; alle weiteren Abbildungen von Ito Joyoatmojo.

Literatur

Bach, Edward: *Blumen, die durch die Seele heilen*. München 1984.
Berendt, Joachim-Ernst: *Ich höre – also bin ich*. München 1993.
Berufsverband deutscher Yogalehrer (BDY): Der Weg des Yoga. Petersberg 1991.
Braem, Harald: *Die Macht der Farben*. München 1987.
Brooke, Elisabeth: *Von Salbei, Klee und Löwenzahn*. Freiburg 1996.
Da Silva, Kim: *Gesundheit in unseren Händen*. München 1991.
Da Silva, Kim: *Richtig essen zur richtigen Zeit*. München 1990.
Da Silva, Kim und Do-Ri Rydi: *Energie durch Bewegung*. Wien 1997.
Eckert, Achim: *Das heilende Tao*. Freiburg 1996.
Eggetsberger, Gerhard: *Charisma-Training*. Wien 1993.
Eggetsberger, Gerhard: *Kopftraining der Sieger*. Wien 1996.
Eggetsberger, Gerhard: *Power für den ganzen Tag*. Wien 1995.
Felder, Pauline: *Gesundheits-Brevier*. Solothurn 1993.
Friebe, Margarete: *Das Alpha-Training*. München 1983.
Gach, Michael Reed: *Heilende Punkte*. München 1992.
Goleman, Daniel: *Emotionale Intelligenz*. München 1996.
Hirschi, Gertrud: *Yoga für Seele, Geist und Körper*. Freiburg 1993.
Hirschi, Gertrud: *Innere Kräfte entdecken und nutzen*. Freiburg 1996.
Hirschi, Gertrud: *Lust auf Yoga*. Freiburg 1997.
Hürlimann, Gertrud I.: *Handlesen*. St. Gallen 1996.
Höting, Hans: *Qi-Gong-Kugeln*. München 1995.
Johari, Harish: *Das große Chakra-Buch*. Freiburg 1979.
Lad, Vasant: *Das Ayurveda Heilbuch*. Aitrang 1990.

Lütge, Lothar-Rüdiger: *Kundalini. Die Erweckung der Lebenskraft.* Freiburg 1989.

Mala, Matthias: *Heilkraft der Sonneti-Meditation.* München 1995.

Mala, Matthias: *Seelen-Energie deiner Fingeraura.* München 1993.

Mala, Matthias: *Handenergie*, München 1993.

Mala, Matthias: *Magische Hände*, Hugendubel 1998.

Middendorf, Ilse: *Der erfahrbare Atem.* Paderborn 1985.

Namikoshi, Tokujiro: *Shiatsu. Heilung durch die Fingerspitzen.* München 1994.

Ornish, Dean: *Revolution in der Herztherapie.* Stuttgart 1992.

Ramm-Bonwitt, Ingrid: *Mudras – Geheimsprache der Yogis.* Freiburg 1988.

Rappenecker, Wilfried: *Fünf Elemente und Zwölf Meridiane.* Waldeck 1996.

Reid, Lori: *Die Hand. Ein Spiegel der Gesundheit.* München 1997.

Rodelli, Sofie: *Händeübungen als Heilgymnastik.* München 1961.

Ros, Frank: *Geheimnisse ayurvedischer Akupunktur.* Aitrang 1995.

Rueger, Christoph: *Die musikalische Hausapotheke.* München 1991.

Schiegl, Heinz: *Color-Therapie – Heilung durch Farbkraft.* Freiburg 1982.

Schleberger, Eckart: *Die indische Götterwelt.* Köln 1986.

Schrott, Ernst: *Gesund und jung mit Ayurveda.* München 1996.

Schwarz, A. A. und Schweppe R. P. und Pfau W. M: *Wyda – die Kraft der Druiden.* Freiburg 1989.

Sacharow, Boris: *Das große Geheimnis.* München 1954.

Singh, Satya: *Das Kundalini Yoga Handbuch.* München 1990.

Sriram, Angelika: *Lotosblüten öffnen sich. Indischer Tempeltanz.* München 1989.

Storl, Wolf-Dieter: *Heilkräuter und Zauberpflanzen zwischen Haustür und Gartentor* Aarau 1996.

Swami Sivananda Radha: *Kundalini Praxis. Verbindung mit dem inneren Selbst*. Freiburg 1992.

Swami Sayananda Saraswati: *Asana – Pranayama – Mudra – Bandha*. Hergensweiler 1989.

Tawm, Kim: Geheime Übungen taoistischer Mönche. Freiburg 1982.

Thyler, Maya: *Wohltuende Wickel*. Worb 1993.

Wagner, Franz: *Akupressur leicht gemacht*. München 1985.

Weber, Divo Helche: *Alta-Major Energie*. München 1987.

Hier finden Sie sofort die richtige Mudra

Jedes Stichwort führt Sie zu den Mudras, die in diesem Zusammenhang eine positive Wirkung haben.

Sie finden hier in gerader Schrift die Stichwörter zu allen Mudras dieses Buches. Zusätzlich finden Sie in *kursiver Schrift die Fundstellen des anderen Mudra-Buches von Gertrud Hirschi: »Mudras. FingerYoga für Erfolg, Kreativität und Wohlbefinden« (Goldmann-Taschenbuch 21675).*

Wenn Sie ausführliche Informationen über die Wirkung einer Mudra suchen, schlagen Sie einfach unter der fett gedruckten Seitenzahl nach; die anderen Seitenzahlen verweisen auf Textstellen, in denen dieser Begriff in anderen Zusammenhängen erwähnt wird.

Es kann sein, dass Ihnen eine andere Mudra, die hier nicht speziell für Ihr Problem empfohlen wird, mehr nützt. Jeder Mensch reagiert auf seine spezielle Art und Weise auf die Mudras. Lassen Sie also Ihrer Experimentierfreudigkeit freien Lauf.